中島健一
新所沢清和病院LT室［編］

認知症高齢者の心理劇「感ドラマ」

動作理論にもとづく支援

ミネルヴァ書房

はじめに

認知症高齢者の介護をめぐる状況

我が国では，高齢化率の上昇とともに認知症高齢者が急増しており，2012年の462万人から2025年には700万人に達すると推計されている（平成27年１月27日 厚生労働省 認知症施策推進総合戦略～認知症高齢者等にやさしい地域づくりに向けて～（新オレンジプラン））。これは北欧一国の総人口に匹敵する数字であり，大変な人数である。要支援・要介護高齢者の８割以上は認知症高齢者であり，国家対策である新オレンジプランでは『認知症の予防法，診断法，治療法，リハビリテーションモデル，介護モデル等の研究開発及びその成果の普及の推進』が一つの柱として打ち出されている。

医療分野では，全力で取り組んでいるものの，認知症の予防・治療に決定的な薬はいまだ開発されていない。介護分野では，地域包括ケアシステムの構築やグループホーム・小規模多機能施設による小規模かつ役割のある生活の場の提供等の施策が推進されているものの，かならずしも認知症高齢者に安心・安定した生活を提供できているとはいえない現状がある。グループホームや小規模多機能施設は本来的には強度のBPSD（認知症の行動・心理的症状）には対応しない制度設計であり，地域包括ケアシステムは自助（家族の介護力と忍耐）を必要条件としている。したがって，住み慣れた自宅・地域で最後までという理想とは裏腹に，介護老人福祉施設や介護老人保健施設，療養型病床群等の大規模施設・病院の役割はむしろ大きくなっている。しかし，これら大規模施設・病院においては経営的問題から一人ひとりの認知症高齢者に十分な手間をかけたケアを実施するだけの人員を配置できてはいない。

認知症高齢者の介護には，支援提供システムの課題とともに，質的な課題がある。介護サービスの提供が老人福祉法による措置制度から介護保険制度に切り替わった時期には『介護福祉』という言葉が頻繁に使用されていたが，現在では介護福祉という言葉はほとんど使用されなくなり，たんに『介護』という言葉が使用されるようになった。そもそも福祉法ではない介護保険法では，『生活』の『生』（生命の維持）は提供するものの，『活』すなわち人が活き活きと生きる側面の支援に関しては制度の対象とはしていない。そのため，障害者には提供される余暇的外出のためのガイドヘルプ等のサービスは提供されない。介護保険法においては心のケアは明文化されておらず，施設・在宅の各事業者が行わなければならない必須のサービス内容に含まれていないため，認知症高齢者に対する心のケアについては事業者の善意によるしかない。

認知症高齢者はその障害ゆえにきわめて不安定・不活性な心理状態で生活している者が多く，介護現場では徘徊・暴力・奇行・鬱・せん妄等の BPSD への対応に苦慮している。心のケアに関しては，本人が自分で行うケア，家族やボランティア等の専門家ではない人が提供するケア，介護職・看護職等の心理職ではない専門職が提供するケア，心理職・医師が提供するケア（キュア）という実施者による区分と，心のケアに配慮した生活環境の整備，日常的な生活支援に織り込まれる心のケア，介護職・看護職等によるセラピューティックな働きかけ，心理職による心理療法および医師による投薬（キュア）という実施内容による区分が考えられる。BPSDに関しては，本書で後述するように，認知症ゆえに発生するものではなく，本人の認知世界のズレと不連続性に対する不適切な環境と対応によるストレス等が主たる原因となっていると考えられる。したがってBPSDが発生しない環境と対応が整備されればよいが，現実的にはさまざまな介護上の制約の中でBPSDを発生させてしまっている現状があり，不穏・不安定になっている認知症高齢者への専門職レベルのセラピューティックな心のケアが必要となっている。現在，そのようなセラピューティックな心のケアとしては，リアリティ・オリエンテーション（現実見当識訓練），回想法，バリデーション，音楽療法などのアプローチが多様に存在するが，かならずしも十分な成果を上げているとは言えず，実施対象も重度の認知症高齢者は対象外としているものが多い。

『感ドラマ』について

本書で紹介する『感ドラマ』は，動作理論と主人公理論に基づく心理劇である。近年，我が国における心理劇は，いわゆるモレノ方式を厳密に継承する正統派（伝統的）サイコドラマのみならず，ロールプレイング，ソシオドラマなど技法的な多様性を許容する方向で発展しつつある。それに伴い，自閉症児者，アルコール・薬物依存症者など適用する対象についても広がりをみせつつある。そのような中で，多くの心理劇が悩み事や行動上の問題等の表面に現れている課題の解決に焦点づけたアプローチを行っているのに対して，『無意識領域の体験の仕方の変更』という動作理論にもとづいたアプローチを行うことで本人の問題・課題はドラマの中で採り上げなくても結果として改善すると考える『感ドラマ』は特徴のある心理劇ということができる。

感ドラマは神経症・精神病水準の人や自閉症・発達障害の人等にも適用されており，高齢者についても健康高齢者の活性化活動から重度の認知症高齢者の治療的アプローチまで幅広く活用することができる。適用する対象に応じた実施目的があり対象に応じた配慮・工夫が必要であるが，本書では，適用対象を問わない共通した感ドラマの理論および基本技術の理解のために，適用に難しさがある認知症の人への感ドラマを紹介する。

本書の構成と目的

第１～２章では第Ⅰ部「理論編」として，支援対象である認知症高齢者について「病気だからしかたがない」とは考えない視点での捉え方を中心に概説し，感ドラマのベースとなる動作理論と主人公理論および感ドラマの技法について解説している。

第Ⅱ部「実践編」として第３～５章では，長年に渡り実践し技法的にも改良を加えてきた感ドラマの実施方法について，実施における監督の気持ち・行動の流れや実践事例におけるエピソードを紹介することで詳細に示している。

第6章では，Q & A の形式を採って，感ドラマを実施するにあたっての疑問等に答えている。感ドラマの理解を深めることで，初心者が感ドラマを実施する際に資することを狙いとしている。

このような構成を採る本書は，心理学・介護福祉学の専門書であると同時に実践家へのマニュアル書ということができ，本書を参考に心理職・介護職・看護職等が感ドラマを実践することができる内容になっている。

感ドラマはいろいろな効果があり，人によっては記憶の改善効果も顕著であるが，実施をして毎回感じる一番の嬉しさは認知症高齢者の心からの笑顔である。参加する認知症高齢者から笑顔をいただけることは支援者側のエネルギーにもなり，疲れが吹き飛ぶ思いがする。本書は，認知症高齢者の BPSD 等に苦慮しながらケアに取り組んでいる現場の職員等にきわめて有効な新しいアプローチの手法を提示しその専門性を高めていただくことを目的とするが，職員自身にもエネルギーを注入し笑顔を提供する書となることを願っている。

また，動作法を活用する心理職には，恩師成瀬悟策先生を中心に開発された動作理論の一つの発展例として捉えていただければ幸いである。

平成27年7月

編者代表　中島健一

目　次

第Ⅱ部　実践編

第Ⅰ部

理 論 編

第1章
認知症高齢者と心理劇

1　認知症とは

（1）認知症の種類

認知症は脳の疾病・外傷によって出現し，出現年齢によって若年性認知症と老年認知症に区分されるが，代表的な認知症として次のようなものがある。

①アルツハイマー型認知症

認知症の原因疾患としてもっとも多いのがアルツハイマー型認知症である。脳の神経細胞周辺にアミロイドβ蛋白が沈着して老人斑を形成し，神経原繊維変化が起きることで神経細胞がダメージを受けて発症するといわれている。CTやMRIでは初期には脳の海馬を中心とする萎縮が見られ，やがて脳全体が萎縮する。基本障害として，記憶の全般的欠落や場所・日時・人物等の見当識障害等が見られる。

②脳血管性認知症

脳梗塞や脳出血によって出現する認知症である。脳血管障害が生じた部位や程度によって症状が左右され，健常な部位の機能は保たれることから「まだら認知症」と呼ばれることもある。アルツハイマー型認知症に次いで多いと言われているが，臨床経験的には純粋な脳血管性認知症の高齢者を見ることは多くはなく，他の認知症疾患との混合型としての状態像が多い。

③前頭側頭型認知症

前頭側頭葉変性症による認知症である。ピック病は前頭側頭型認知症に含まれる。基本障害として，無遠慮・身勝手・易怒等の人格の変容や常同行動，感情鈍麻・言語障害等が見られ，初期には記憶障害が目立たない。若年での発症が多いと言われている。

④レビー小体型認知症

大脳に主としてαシヌクレインからなるレビー小体が多数発生することにより発症する認知症である。従来はカルテに『老人性幻覚』のように書かれることも多かったが，近年は認知症の一分類として定着している。基本障害としてとくに初期には記憶障害が見られず，進行しても記憶の全般的欠落がなく，目の前に動物や人がいるというようなリアルな幻視，手足の振戦等のパーキンソン症状，認知機能の変動が見られる。

（2）BPSD（認知症の行動・心理的症状）

従来は認知症の二次的症状，副次症状，周辺症状と呼ばれていた暴力，徘徊，弄便，異食，せん妄，鬱，妄想等は，現在は『BPSD（Behavioral and Psychological Symptoms of Dementia：認知症の行動・心理的症状）』と呼ばれることが一般的である。

2　認知症の心理学的捉え方

（１）認知症の人のストレスを中心に据えた捉え方

認知症は疾患であり，ドネペジルやメマンチン等の薬剤が開発されているものの，現時点では完治・根治することのできない病気である。脳血管性認知症のまだら状態を以て認知症がときどき治ると言われたり，BPSD の消失を以て認知症が治ったと言われることもあるが，それは原因疾患である認知症が治ったわけではない。

一方，BPSD については治る，すなわち改善・消失する。BPSD はいまだに『Symptoms（症状）』という呼び方がなされているが，病気の症状というよりはストレス等の心因によって発生するものがほとんどである。図１はその発生メカニズムを示した中島のモデル図である（レビー小体型認知症は，記憶の全般的欠落がないためこの図には含めていない）。図に示すように，認知症の人には認知症という疾病とそこから生じる基本障害は基底にあるが，そこから『認知世界のズレと不連続性』が生じており，それに対する周囲の不適切な対応や不適切な環境によって『とまどい，不安，不信，否認，プライドの損傷，いらだち等』が発生することをメインルート（図の太い矢印線）として長期に渡って固着した不安定な心理状態が形成される。BPSD は，その結果として表面に表れている心理・行動の問題にすぎない。すなわち BPSD は，認知症という病気から直接的に発生する症状ではなく，認知世界

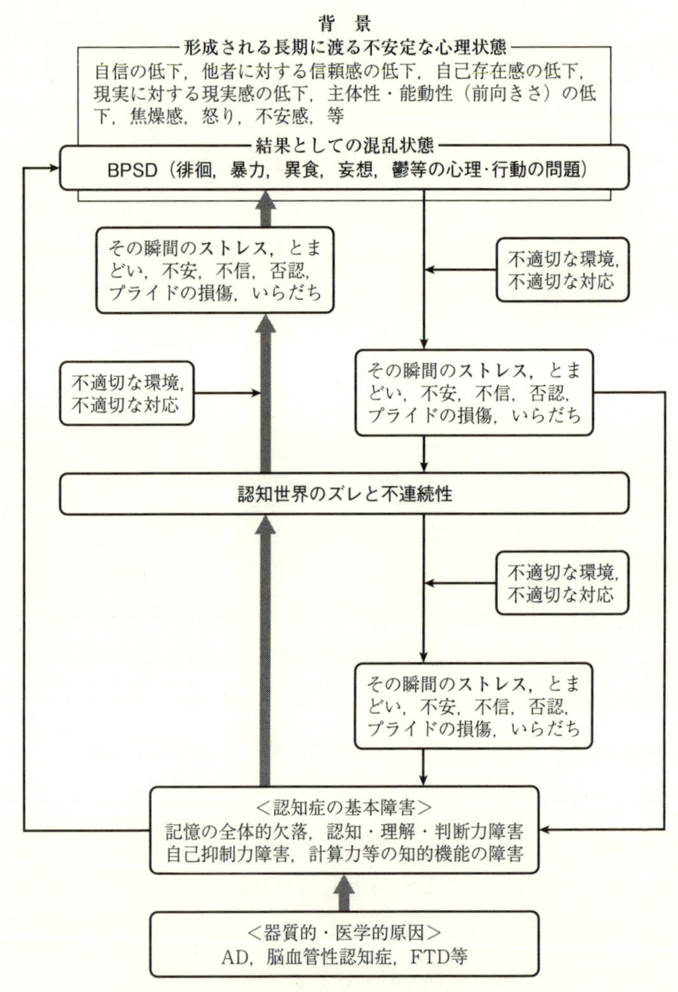

図１　認知症の捉え方（中島モデル）

（注）AD：アルツハイマー型認知症　FTD：前頭側頭型認知症

のズレと不連続があり不適切な対応や環境に置かれた人であれば『人間として当然そうなる』心理学的現象と捉えることができる。

（2）BPSDの内容と捉え方

認知症の種類によって基本障害の特徴に若干の違いがあり，出現するBPSDの種類や特徴にも違いがあるが，一般的な心理学的解説を行えば次のように説明できる。

①暴力

認知症の人は，自分がこうであると信じて疑わないことを周囲に否定されたり説得されたりすることが多い。多くの病院・介護施設においては，安全上の理由で鍵をかけて一つのフロアから外に出さないようにしている。このような状態に置かれればストレスが溜まり，他者不信に陥るのは人間として当然である。また，言語によるコミュニケーションがうまくいかないことにより，殴る・噛みつく・引っ掻く・つねる・唾をかける等の行為が生じる。介護福祉士実習の学生が「おはようございます」と声をかけただけで殴られたという例もある。

②徘徊

徘徊は，家に帰らなくてはならない・仕事に行かなくてはならない・子どもに会わなくてはならない等の本人なりの理由をもって行動していることが多い。徘徊には見当識障害（人・場所・時間等がわからなくなる記憶障害）がベースにあるものの，グループホームに入ることができて家事等の役割が与えられ買い物等の外出もするようになると徘徊が見られなくなった事例があることからも，徘徊は「自分はこの環境に満足していません」という認知症の人のサインであると捉えることができる。なお，帰宅願望が強い人を自宅に一時帰宅させたところ，「ここは自分の家ではない」と訴えて出て行こうとすることもある。認知症高齢者は年齢を尋ねると30～50歳台の年齢を答えることが多い。見当識障害があるのであれば，20歳と答えても10歳と答えてもよさそうなものであるが，そのような答えはまず聞かれない。戻りたい家というのは，子育て等苦労はしていても一番自分が輝いていた・充実していたころの家を思い浮かべるのではないかと推察できる。

③異食

なんでも口に入れてしまうからと生活空間を殺風景な空間にしている病院・施設も多い。あるいは，フロアに飾る入所者の工作作品の素材を万一口にしても大丈夫な素材（マカロニ，食紅等）のみにするという工夫をしている病院・施設もある。異食，すなわち食欲の異常やなんでも口に入れるという行為は，認知症が治ったわけではないのに適切な対応等により治まるという事実があり，たんに認知症という病気の症状とは考えられない。青年期の過食・拒食同様に，認知症の人の異食も不安定な心理状態が反映されていると推察される。

④弄便・破廉恥行為

認知症の人がなにやら気持ちよさそうにこねているので確認してみると自分の便をこねていたり，便を壁に塗っていることがある。これも，心理的に不安定な時期に見られる行為であり，心理的に安定すると消失する行為である。便を弄ぶ姿を見るととても異常な人に見えてしまうが，子どもが土や粘土をこねることを好むように，そもそも人はグニョグニョした物をこねる行為は嫌いではない。ただ認知症の人は便が不潔であるという認知に障害があるだけと捉えるべきである。同様に，裸で家を飛び出すという行為も，そもそも人は寒くなければ服は邪魔なものであり，恥ずかしいという認知に障害があるだけである。本人が心理的に不安定なときに見られることが多く，安定することにより消失する。

⑤収集

認知症の人は，同じ食材を必要だと判断して繰り返し購入するため，冷蔵庫に同じ食材が大量に入っていることがある。これは，たんに記憶障害によるものである。 一方，冷蔵庫に大量の石ころが入っていることもある。これは，異物収集という呼び方がされるが，周囲の者にとっては価値のない物に本人は価値を感じてこだわりを持って集めることがある。また，病院・施設では，他の患者・利用者のスリッパ等を集めて自室に隠していることもある。他者の物を収集する場合は盗癖と言われることもあるが，認知症の人には盗んでいるという意識や目的はなく，尋ねてみると「スリッパがなくなると困るから」などと本人なりの理由を答える。いずれにしても，不安定な心理状態のときに出現することが多く，収集の背景には何かの不安があることが推察される。

⑥繰り返し

認知症の人は同じ行為を繰り返したり同じセリフを延々と繰り返してしゃべることがある。もちろん，背景にはさっきしゃべったことも忘れるという記憶の全般的欠落（基本障害）がある。しかし，生活内容にリズムと変化を持たせ，本人にとってやりがいを感じる役割やアクティビティを生活に盛り込むことで，そのような繰り返しは減少し消失する。このことからも，認知症の人の繰り返しは，一つのことが頭から離れないような生活環境に問題があると捉えるべきである。

⑦火の不始末

火の不始末に関しては，認知症高齢者の独居生活を困難にしている大きな要因であり，危険な行為である。これについては，図1では左側に細い矢印線で示しているようにストレス等を背景にしない記憶障害から直接的に生じるものであり，問題となる行動ではあるがいわゆるBPSDとは区別して捉える必要がある。

⑧鬱（うつ）

認知症の人には，一言もしゃべらなくなり活動性も著しく低下する鬱状態が見られることがある。何に対しても「わかりません」「できなくなった」と返答することが口癖になっている人もいるし，何か新しいことに挑戦することを回避する人も多い。

認知症の人の認知能力を実際以上に低く捉えている援助者・治療者・研究者も多いが，認知症の人はまったく何もわからなくなっているわけではない。多くの認知症の人は，自分の能力低下を自覚しており，自信を失っている状態像がある。意識的には自覚していなくても無意識領域では自信の喪失を原因とする活動性・積極性の低下が生じている。また，多くの人は，そのような能力が低下した自己像や自由を拘束されている現実を受け入れがたく感じていると推察される。結果として鬱状態になることは，認知症の『症状』ではなく，人間として当たり前のことである。

⑨せん妄

認知症の人は，意識の混濁状態が見られることがある。廊下をひたすら延々と掃除する動作をしているので尋ねてみると「甲板を清掃しております」という返答があったりする。このような状態も，心理的に安定し現実における役割等に能動性を見せるようになると消失することから，心理的状態が大きく関わっていると考えることができる。

⑩妄想

レビー小体型認知症にはリアルな幻視が見られ，「そこに子どもがいます。赤い服を着ていて少し汚れた靴を履いています」「狸が２匹来ました。一匹は黒くて雄です。もう一匹は少し茶色が強くて，たぶん夫婦だと思います。あ，今，雄の方が欠伸をしました」のように，まさに見えているに違いないと思われる解説を行う。このような幻視は，明らかにレビー小体型認知症に特有の『症状』である。

一方，その他の認知症の人には，子どもが玄関に迎えに来ていますといった願望的妄想や，ご飯に毒が入っている・天井からいつも見張られているといった被害的妄想を訴える人も多い。これらは妄想というより思い込みに近いものであり，寝たきり状態になって不安が高まっている人など心理的に不安定な状態にある人に多く見られ，安定し現実的なことに取り組むようになることで消失する。したがって，認知症という病気に直結する症状とはいえない。

なお，認知症の人は，貯金が盗まれたといった漠然とした被害的妄想ではなく，あそこに置いておいたお金や物がなくなったと具体的に訴えることがある。これは，一般的には『物盗られ妄想』と言われている。しかし，自分がどこかに置いた・どこかにしまいこんだことを忘れた際には，認知症ではない我々であっても誰かがそれを移動した・盗ったのではないかと疑うのが普通の思考であり，「お母さん，あたしのハサミ知らない？」と疑う。認知症の人はそれが頻度高く生じるが，このようなたんなる記憶障害を『妄想』と言ってはかわいそうである。

3　認知症の人への心理劇の適用

（1）認知症の人の状態像

一口に認知症の人といっても，さまざまな状態像がある。疾病としての認知症自体は軽度であっても暴力的なBPSDが出現している人もいるし，認知症の程度は重度であってもおだやかに安定している人もいる。また，重度の認知症であっても違いがあり，アルツハイマー型認知症の場合は記憶障害が重度であり，ついさっきのこともスッポリと忘れるが，その瞬間瞬間の会話は論理的に成り立っている人が多い。一方，前頭側頭型認知症で重度の人の中には，認知症と呼ぶよりもまさに『痴呆』と呼んだ方が適切と思われるほど，聴覚的理解や発語能力がなくなり，能動的行動としては机をタッピングしたり衣服の袖をしゃぶるだけという状態像の人もいる。

（２）心理劇の適用

認知症の人に心理劇を適用する場合には，基本的には言語を介さないやりとりを行う動作法を適用する場合のようにどんな人であっても適用できるというわけにはいかない。心理劇と一口に言っても正統派（伝統的）サイコドラマに重度の認知症の人を参加させることは難しく，目的的にもその意義が大きいとは思えない。一方，本書で紹介する感ドラマ手法の心理劇であれば認知症であっても参加可能な幅は広く，参加する意義も大きい。

もちろん，感ドラマであっても，参加者には最低限のコミュニケーション能力が必要である。また，少々の鬱的な落ち込みは問題ないし，むしろ感ドラマを適用する目的となるが，奇声や暴力等により他の参加者に恐怖を与え，場の進行を著しく阻害する人は，落ち着いてから参加させることになる。重度の記憶障害や場をわきまえず一人でしゃべり出すことなどは，それ自体が改善目標となるので問題はないが，参加者がそのような人ばかりであると感ドラマの進行が困難となるので，参加者の構成を考える必要がある。

認知症高齢者の多くは，

・我慢……むずかしい
・理解度……低い
・チャレンジ心……低い
・場面や他者に合わせようという態度……低い
・プライド……高い
・できないことを避ける自己防衛……高い

・自信……低い
・身体的能力……立てない・膝が痛い等，年齢相応に低下していることが多い

等の特徴を持っている。

しかし，彼らが構成している世界につき合えば，それなりに論理的な会話が可能であるし，その瞬間瞬間の判断や思いに沿った行動は適切であることが多い。援助者・治療者は実際以上に認知症の人の認知能力・作業能力を低く評価していることが多く，させてみたらできたということも多い。安全性と業務の効率化が重視されるあまり，過保護で能動性を発揮できない生活環境が形成され，認知症の人の多くは受け身の心的姿勢が作られている。したがって，明らかに感ドラマへの参加は無理と判断できる人以外は，思い切って参加させてみる・どうしても無理であれば他のセラピーに移行するといった柔軟な適用が望ましい。

第2章
感ドラマの理論と技法

1　動作理論の心理劇への適用

（1）動作理論とは

動作理論とは，成瀬悟策を中心に1960年代から開発されてきた心理学理論であり，心理臨床技法である『動作法』の基礎理論である。

理論的にはさまざまな検討が行われてきたが，その中核をなすのは成瀬が提唱した『意図→努力→身体運動』という動作の定義であり，身体の持ち主である主体（「おれ・わたし」と意識される存在）の能動性の発揮によって身体運動が生じることを動作と呼んでいる。

心理療法における動作法は，たんに身体が動いたこと・身体が弛んだことの結果によるリラックス感等の心理的変化を目的とする技法ではなく，動作の遂行プロセスにおいて動作者が注意の向け方の変更・動作改善に向けた努力の発揮・努力の仕方の変更等の主体性・能動性を発揮する中で，知的・論理的な気づきだけではなくその人の体験（活動）の仕方自体が変化していくことを目的としている。

動作法のプロセスは，自分のからだに注意を向ける（認知の向きの変更）→自分のからだに関する気づき（認知の変更，好奇心の発動）と課題設定（主体性・能動性の発揮）→課題遂行の努力の開始（主体性・能動性の発揮）→動作遂行においての気づき（新たな認知の形成，好奇心の充足と新たな発動）→気づきを基にした修正課題の設定（主体性・能動性の発揮）→修正課題遂行の努力（主体性・能動性の発揮）→乗り越えによる達成感・成功感（好奇心の充足，自信や援助者への信頼感等の形成）といったプロセスが考えられるが，動作法における心理的変化はすべて『実感』を伴うという特徴があり，『自己像』や『現実感』の形成に寄与する。また，動作法における達成感は，たんに課題・目標をクリアしたという達成感だけではなく，そのプロセスにおいて，何が悪いのか・どこが遂行を邪魔しているのかという発見，動作的ひらめきによる解決方法の発見，無意識によるよい動作の発見等の『新しい発見を伴う達成感』であるという特徴がある。

（2）体験の仕方

動作理論では，動作以外にも通じるその人の体験の仕方が動作（からだの動かし方，緊張，姿勢等）に現れていると仮定しており，動作の仕方を変えることで動作以外の体験の仕方も変わってくると考えている。

体験の仕方は，シンプルには，認知の仕方，処理の仕方，行動の仕方の３つの活動の仕方を総合したものと考えることができる。

認知の仕方とは，物事の捉え方であり，たとえば宿題は期日までに提出しなければならないと捉えるか少々ならば遅れてもよいだろうと捉えるかに個人差があるが，変えることは比較的容易である。

処理の仕方とは，認知したものを処理し行動計画を立てることである。宿題を期日までに提出しなければならないと認知した人でも，早めに取り組んで後を楽にするか均等にこなしていくことにするか終盤に頑張ることにするかに個人差がある。これは認知の仕方よりは変えることが難しいが，変えることはできる。

行動の仕方とは，処理したことを行動に移すことである。宿題は期日までに提出すべきものであると認知し，早めに取り組むように処理した人であっても，そのとおりに行動できるかには個人差があり，認知の仕方・処理の仕方に比べると，わかってはいてもなかなか変えることができない。

認知の仕方，処理の仕方，行動の仕方のすべてにその個人が持っている無意識領域の活動パターンが関わっている。動作理論では，そのような活動の仕方を総合した『体験の仕方』には今現在その人が持っている基本パターンがあると考えており，顕在化している悩みや問題の内容を解決することではなく，その基本パターンを『安定とよい意味での活性化』に向けて変化させることを狙いとしている。

（３）無意識と意識

心理的に不全状況にあり不安定な状態にある人は，無意識領域におけるその人の体験の仕方の基本パターンに歪み・不具合が生じている。それは，本人にとって無意識であるがゆえに変更することが困難である。動作理論では，無意識領域における体験の仕方の歪み・不具合は動作にも現れていると考える。動作に現れている無意識領域の体験の仕方の基本パターンの修正を意識領域で本人に試みさせ，それを無意識領域に戻す「無意識→意識→無意識」をセラピーのプロセスとしている。これは，意識領域でたんなる認知の変更や顕在化している問題の解決への努力を行うこととは異なり，動作に現れている無意識領域の体験の仕方の基本パターンの歪み・不具合そのものを，動作改善を通して意識領域で本人が自己修正することにより，本質的な改善につながるとする点に大きな特徴がある。「無意識に戻す」というのは，体験の仕方は本来無意識領域のものであり，変更された体験の仕方の基本パターンがその人になじんで根付き，ことさら意識しなくなるという意味である。

心理療法においては大なり小なり揺り返しがあり，「自分は生まれ変わった」と感じてもしばらくするとドンと落ち込むことがある。そして，気がつくと元に戻ってしまっていることもある。意識領域での認知等が変更されても無意識領域の体験の仕方の基本パターンという根本が変更されていない場合に揺り返しは大きいように思われる。動作理論に基づく動作法では，この揺り返しがほとんどないことが大きな特徴である。

（4）心の軸と柔軟性

動作理論に基づく動作法では，他者にしてもらうのではなく自分がするという主体性・能動性のほかに，身体という現実そのものを対象に取り組むこと・変化を実感することによる現実に対する現実感，身体的改善を行った自分に対する達成感・成功感・有能感とそれによって形成される「できる」「変われる」自信，自分の身体の存在感をベースとする自己存在感，支援をしてくれた援助者から広がる他者への信頼感の形成等をその効果として挙げることができる。また，動作法ではダラリと脱力するのではなく，必要な力は入れることに特徴がある。動作法で形成される軸は，物理的な身体軸にとどまらず，物理的な身体軸の形成を通して表裏一体的に心理的な軸，すなわちしっかりと芯が通って物事に動じることなく積極的に乗り越えていくための支えになる『心の軸』が形成される。それは，まっすぐではあるがカチンと硬い軸ではなく，折れず曲がらずよく『しなる軸』であり，しっかりしつつも柔軟性のある『体験の仕方』ということができる。

柔軟性という意味では，弛め方の柔軟性も挙げることができる。心理的に不安定な状態にある人は，ある意味で心の状態がキュッと縮んでいる状態にある。その状態に対して，完全に縮んでいる・完全にほぐれているの10か0かだけではなく3や6等の途中の中途半端な段階も体験し，しかも自分で弛め方の工夫をして会得した人は，今後も自分の気持ちの状態に応じた最適緊張（かならずしも0が最適とは限らない）を作り出すことや，生きていく上では不可避である困難に再び接したときに自己をコントロールすることが可能な心理的柔軟性を身につけることになる。

（5）過去ではなく今

このような動作理論は，『今，ここ』での体験を重視する心理療法理論である。過去や未来については『今』を抜きにしてこだわることはよい状態とはいえない。しっかりと確立された『今』をベースとして過去や未来を捉えるべきである。

（6）動作理論の心理劇への適用

本書で紹介する感ドラマは，サイコドラマの手法を範にしており，サイコドラマ，ロールプレイング，ソシオドラマ，プレイバックシアター等を含めて近年幅広い定義を行っている心理劇に含まれるものである。しかし，感ドラマは，自分の人生をどう捉えるかが重要になる回想法や，問題となっていることのドミナントストーリーをそうでなくてもよいというオルタナティブストーリーに変換するナラティブセラピーのような知的・論理的な認知的変更を手段・目的とするセラピーとはまったく異なる。もちろん，主役を追い込んでカタルシスと洞察に至らせる正統派サイコドラマとも異なる。感ドラマにもカタルシスは当然伴うが，心理的葛藤を演じることにより自分を知る・理由に気づく等の自己洞察，ロールテイキングしている日常からの脱却，希望する夢の再構成，新しい生き方のスキル取得と変化した自分の表現等の心理的変化を作為的に設定することはなく，役割の取得，社会的スキルの取得，対人関係の構築等の表面的なスキル獲得も目的的に設定することはない。

感ドラマは，動作法がからだそのものを素材にして本人が自分で無意識領域の体験の仕方の基本パターンを変えていくことをサポートするのに対して，ドラマという場を提供し，ドラマでの行動を素材にして本人の無意識領域の体験の仕方の基本パターンを変えていくことをサポートする心のケア技法である。動作理論に基づく心理劇という点で理論的にも手法的にも他の心理劇とは異なる特徴があり，動作法で目標とする主体性・能動性の形成，認知の方向性の変化，自信の形成，現実感の形成，自己像の変化，他者信頼の形成，心の軸作りや柔軟性等が動作法同様に感ドラマでも目標とされる。

2　感ドラマとは——動作理論と主人公理論にもとづく心理劇

感ドラマは，動作理論に基づきながら，以下のように，対象者を『人生というドラマの主人公』であると捉えて，主人公として成立するために欠けているあるいは低下している要素の再構築・補強を行う『主人公理論』を新設して実施する心理劇である。

（1）感ドラマの第一定義

感ドラマの第一定義は，『感ドラマの世界も現実である』という定義である。

感ドラマは，1980年代初頭からE－CAT（Experience-Centered Aphasia Therapy：体験を中心とする失語症療法）として失語症高齢者から生きた言葉を引き出すための言語訓練を中心として，認知症高齢者や自閉症児者あるいは神経症・ボーダーライ

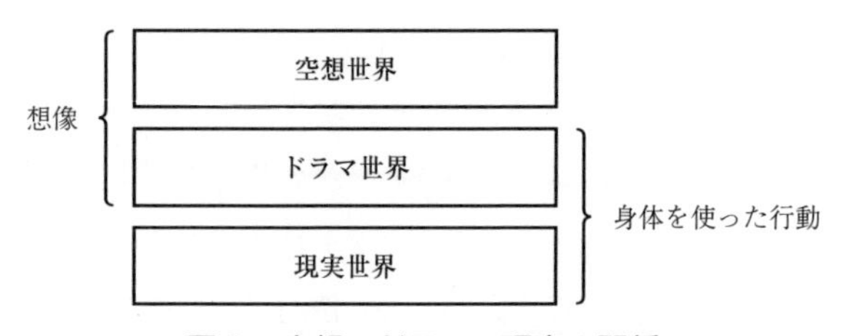

図2　空想・ドラマ・現実の関係

ン・統合失調症寛解期の人に適用されてきた。適用目的は対象者それぞれであるが，開発当時は，図2に示すようにドラマの世界は，現実的な制約から解放され，しかしながら実際に行動する『空想と現実の中間の世界』と捉えていた。しかし，とくに病院や施設に入院・入所している認知症高齢者や自閉症児者と感ドラマを続ける中で，現実は現実，ドラマはドラマと区別する必要はないように思われてきた。

現実は，たしかにさまざまな制約がある世界である。しかし，客観的に流れる『時間』と行動に制約を生じる『肉体』の存在がなければ，きわめてリアルな夢と何の違いもない。精神障害がある人の中には，空想に現実感を感じ，現実には現実感を感じていない人もいる。実は，現実は，自分を主人公とし，瞬間瞬間の自己選択および自己とは無関係な選択によって岐路を進むドラマである。一方，感ドラマは，感ドラマという場が与えられているだけで，そこでの体験は空想でも想像でもなく現実そのものである。仕事帰りにスナックに立ち寄ってそこで酒を飲みカラオケを歌いマスターと会話したことが毎日の日常ではなくても現実そのものであるように，また，職場では課長・自宅では母親などと場によ

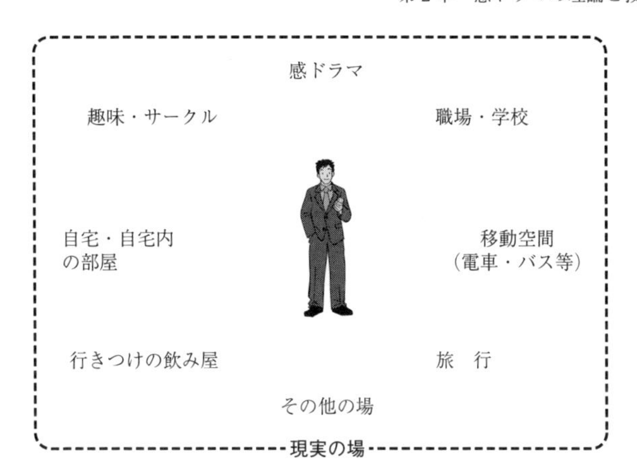

図3　人が持つ現実の場

って役割が異なっても，それぞれの体験が現実そのものであるように，感ドラマも場の特殊性や非日常性をもって現実ではないと定義する必要はなく，中間世界，余剰現実などと考える必要はない。

むしろ，感ドラマの世界を図3に示すように『現実そのもの』『現実における一つの場』と定義することで，感ドラマ以外の場との連続性や感ドラマという現実の場をどう生きるかという視点が生まれてくる。

（2）人は皆，人生というドラマの主人公

現実世界も空想の世界と同様に本人の主観が大半を占める世界である。A氏という人物は客観的に存在するが，感情面まで含めればA氏に対してまったく同じ認知をしている人間は一人もいな

い。場所や状況についても同様であり，おおむね共通であってもまったく同じ認知というものは存在しない。このように現実世界も本人の主観的世界であり，人生は本人を主人公とするドラマであると考えることができる。

『おもしろい』と好評である小説・映画・TV ドラマを分析すると，主人公には（3）以降に示すような主人公を成り立たせる要素というものが抽出される。感ドラマは，感ドラマと現実を区別せずにそれ自体を現実の一つの場と定義するものであるが，感ドラマ以外の現実との連続性の中で，人生というドラマの主人公に主人公としての要素が欠けている・不足している場合には，それを補うセラピューティックな意味を持つ場と位置づけられる。

（3）スポットライト

小説や映画の主人公であれば，その人にスポットライトが当たらないことはない。

認知症の人は，生活においてスポットライトが当たらなくなった人といえる。誰かが自分に注目するのは，奇声や BPSD 行動を制止する場面だけであったりする。誰かが自分に注目し，自分の言動に従ったり自分の言動を誉めてくれたりする瞬間は人の生活に不可欠なものであり，有能感や誇らしさ・プライドを感じる瞬間でもある。

感ドラマでは，後述のようにとくに主役は設定せずに進行するが，スポットライトが当たった瞬間その人が主役になり注目がそこに集まる。参加者はその人の言動を待ち，その人の言動を受けてドラマが進行する。１回の感ドラマの中で一人の参加者は何度もスポットライトを浴びて，そこでの対応を求められるとともに，その対応によるドラマの進行に有能感等を感じることができる。

（4）できる体験

小説や映画の主人公が失敗をすることはある。しかし，それは成功のための布石であることが多く，何もできない・何をやってもうまくいかないだけの主人公はありえない。

認知症の人は，認知症という疾病とそれに伴う基本障害のために，できる体験が少なくなっている。さまざまな場面において，病気の進行とともにできない体験が増加している人といえる。認知症の人は，そのような自分に対して自信を喪失し，社会や対人関係における自己存在感も希薄な自己像に変化している。周囲も安全のため，あるいはどうせできないという認識から，できることまでさせない生活をさせている現状がある。自信を失い自己存在感を感じられないままでは主人公とはいえない。感ドラマは，このような認知症の人にドラマを通して『できる体験』を提供する。

認知症の人に調理をさせると，豆腐を上手に刻んだり魚をさばいたりすることができて職員が驚かされることがある。施設のフロアではフラフラと歩き回ってわけのわからないことを呟いている人が，外食に連れ出すと道で職員に「車が来てるよ！」と適切な注意をしたり，店で「お冷や６つ！いや，今日はちょっと寒いから温かいお茶を６つ貰える？」と店員に注文する姿が見られる。

認知症の人は，記憶がスッポリ抜け落ちるという記憶障害や計算等の機能障害があるため，時間を測っての調理や調味料の配分等は苦手である。しかし，瞬間瞬間の思考・判断はその人なりの論理性をもって可能であり，やらせてみるとできることも意外と多い。認知症の人は新しいことはできない・刺激を与えてはいけないと指示する医師やそのように主張する研究者もいるが，それは間違った認識であり，認知症の人の障害および混乱等の状態像と自信喪失等の背景的内面を理解しつつ，適切に働きかけることで，『過去にしたことがないことであってもできるようになる』という認識が必要である。

このような認知症の人の『できる体験』は，実感を伴う体験であることが望ましい。あまり上手には描けていない絵を「上手に描けましたね」と誉めても本人には実感がない。感ドラマは，実際の発言や行動を伴う場であり，そこでの体験はまさに実感を伴う体験となる。また，最終的に成功感・達成感・有能感等を感じるという『結果としてのできた体験』のみならず，『そのプロセスにおける大小のできる体験』を提供できることも感ドラマの大きな特徴である。

（5）他者からのリスペクト

小説や映画の主人公が登場人物の全員からリスペクト（尊敬・尊重）されているわけではない。敵がいるからこそ物語がおもしろくなる。しかし，小説の読者や映画の観客がまったくリスペクトを感じないような主人公であれば，その作品は感情移入ができない駄作である。また，人はリスペクトを受けることによってプライドが維持される。

認知症の人は，他者から受ける『リスペクト体験』も欠如している。感ドラマは，少なくとも本人以外に１人以上の人間がおり，感ドラマのプロセスを通して他者からのリスペクトを体験できる場となる。それは，必ずしも「すごいですね」「上手ですね」「うまくやりましたね」と表現される必要はなく，提案に笑顔で従うという態度のようなものでもリスペクトを受けたと感じることができる。

（６）喜怒哀楽

小説であれ映画であれドラマがおもしろいのは，主人公に何らかの困難が降りかかりそれを乗り越えていったり，主人公が好奇心等を発揮して能動的にチャレンジしていくからである。

人生も同様に喜怒哀楽から成り立っている。喜は，たとえば『楽しさ，誇らしさ，希望，心躍る興奮，優越感，達成感』のようなものであり，怒は『怒り，イライラ，ムカつき』，哀は『悲しさ，不安，恥ずかしさ，寂しさ，疑念，悔しさ，抑鬱』，楽は『安堵，安心，親和感，解放感』のようなものである。これらは相互作用がある。喜だけの人生は理想に思えるかもしれないが，喜だけになるとやがてあらゆることは喜ではなくなる。喜は，怒哀楽があってこそ喜として成立する。一方，大きすぎる悲しみや長く続く悲しみに対してはなんらかの対処が必要となる。また，喜や楽を感じる機会のない生活環境は怒哀という負の感情が喜楽という正の感情の誘発剤にならない。すなわち，健康な感情生活とは『正の感情を感じる機会があり，正の感情の誘発剤として負の感情も大きすぎず長すぎず適度に入り交じった生活』と考えることができる。

感ドラマは，このような感情生活を調整することのできる場と考えることができる。

（7）仲間意識

ハードボイルド等の小説では一匹狼の主人公も登場する。しかし，全編を通して一人かというとそうではなく，数少ない理解者がいたり，協力者が登場したり，ときには美女とよい仲になったりする。認知症の人は，自分がこうであると信じて疑わないことを否定され行動を抑制されることで人間不信に陥っていることが多い。他者に対する信頼は，一緒に楽しいことをするだけではなく，共同作業を通じて困難場面で助け合うことによる乗り越え感と感謝をベースにして生まれるように思われる。

感ドラマは，人間関係を作った上で実施されるものではなく，人間関係の形成を目的とするものでもない。すなわち，狙いは本人の無意識領域における体験の仕方の基本パターンの変化であり，他者との関係性の変化は結果に過ぎない。結果として，人間不信であった認知症の人が他者に心を許し一緒に笑い合う姿を見ることは珍しくない。

（8）正義の遂行者

世の中には，唯一無二の正義など存在しない。複数の人間や国が争っている場合はそこに複数の正義が存在する。しかし，多くの小説や映画では正義のために戦う主人公が描かれている。すなわち，主人公にとって大切なことは，本人にとっての正義であり，自分が信じることを遂行できるかどうかであり，遂行できるときに満足感を感じる。

感ドラマでは，あえて本人に理不尽と思わせる場面を作り主張させることも行うことがある。主張はかならずしも通るとは限らないが，認知症の人が生活の中でほとんど諦めている自分にとっての正義の主張を行う体験の場となる。

（9）大人の判断

認知症の人と支援をする人との人間関係を例に挙げれば，保護・被保護の関係だけではなく，人間同士という水平な関係，年長者と若輩という関係，客と従業員という関係等，上下が逆転するような多様な人間関係がある。しかし，病院や施設に入院・入所している認知症の人は保護する職員と保護されている自分という画一的な人間関係に固定されていることが多い。認知症であってもそれまでに積み上げてきた人生がありプライドがある。年長者には，ときには命令したり叱ったりという他者の上の立場に立った行動も必要であるし，大人の判断であることを意識して相手に譲り，譲りつつ満足するという場面も必要である。

感ドラマでは，親と子，運転手と客，先生と生徒，同級生同士，スポーツで闘う相手同士，猫とネズミのような多様な関係性を作ることが可能であり，関係性に応じた態度・行動を採る場を提供することができる。とくに，入院・入所をしている認知症の人に不足しがちな『大人』としての判断を行う場を提供できる。

(10) 変化と好奇心・意外性

言うまでもなく小説や映画において山も谷もない筋書きのドラマはおもしろくない。おもしろい小説は『変化』があり『好奇心』をもって次のページをめくりたくなる小説であり，おもしろいTVドラマは次回を心待ちにすることのできるTVドラマである。好奇心の結末としての『意外性』も重要であり，小説を読んだり映画等を観た満足感につながる。

認知症の人は，能力の低下というよりは与えられている生活環境の影響で，『変化』のない単調な生活を送っていることが多い。人間には日常（リズムのある毎日の生活）と非日常（旅などの生活に刺激を与えるスパイス的な要素）がなければ心的柔軟性を維持できないとするならば，図1（第1章p.6）に示したように認知世界のズレと不連続性があるだけの普通の人である認知症の人にとって，外出することも許されず部屋に閉じ込められているだけの変化のない生活は，心理的柔軟性を失わせていると考えることができる。散歩に誘っても「行きません」，アクティビティに誘っても「しません」と拒否していた認知症の人が，段階を踏んだ働きかけによって外出するようになると「次はいつですか？　今度は○○に行きたいです」と積極性を見せて楽しみにするようになることからも，能動性の低下や意欲のなさは作られたものであることがわかる。

感ドラマでは，認知症の人がドラマの場を通じて今に生き未来を指向することを支援する。感ドラマは，生活における『変化』を提供できるだけでなく，『好奇心』『遊び心』を発揮できる場となる。人は何歳になってもこれを失っては人生を楽しむことはできないように思われる。感ドラマは，好奇心を発揮して次の展開を楽しみつつ創り出し遊ぶ場となる。そして，筋書きがないだけに『意外性』はつねに提供される。

なお，遊びについては，まったく遊ばないダンゴ虫から高度なイメージを使って遊ぶ人間までのスペクトラム（連続体）を考えることができ，犬・猫やイルカ・猿等はその途中にポインティングできる。遊びを「生存にかならずしも必要ではない『ムダな行為』をして何かの欲求を発散し楽しむこと」と考えるならば，もの思いにふけったり散歩したり買物をしたりすることも『遊び』に含めることができ，健康な人間の生活の大半は遊びと考えることもできる。ネジの隙間をアソビと呼ぶが，人生ドラマにおける遊びの重要性は語るまでもない。

(11) 力まず生きること

小説や映画の主人公がつねに力んでいたのではくたびれてしまう。人間にとっては無意識領域における力みを取ることが大切である。発する言葉からだけでなく姿勢や態度あるいは筋緊張からもその人の防衛性・心的緊張状態がうかがわれるが，認知症の人は身を丸めており心身ともにカチカチに固まっていることが多い。また，妙に理屈っぽくなっている人もいる。感ドラマを通して，不必要な心身の力みを取り，理屈から離れて『無考感受』状態（知的・論理的状態を離れ，感覚・感情優位となった心理的状態）を作ることは，無意識領域における体験の仕方の基本パターンの安定性を形成することになる（第6章 p.172参照）。

(12) 欲求の発散

小説や映画の主人公はさまざまな行動をすることでドラマが展開していく。それらの行動は，攻撃の欲求，親愛の欲求，ほどこしの欲求等，人間が本来持っている欲求を発散し満たす行動であるからこそ，映画を観ておもしろく感じることができる。

認知症の人の生活を観察すると，生活においてそれらの欲求を発散できる場が与えられていないことに気がつく。欲求を発散できないためにイライラして暴力的になっていたり，欲求不満を感じないための防衛として無感動・無関心の状態に陥ってしまったりしている。主人公が欲求をまったく発散できずにストレスが溜まり鬱状態になったのでは，ドラマは展開していかない。主人公は人生というドラマを楽しめない。感ドラマは，認知症の人に人生というドラマの主人公として活き活きとドラマを展開させていくための欲求発散の場を提供する意義がある。

(13) 複数の場を持つこと

場面展開が少ない映画はいかにも制作費を抑えていることが感

じられ，ロケ地が世界中に移動する映画はそれだけでワクワクすることができる。異なる場というものはそれぞれ異なる特性を持っており，場を替えることによって気分も変わる。

人は生活において複数の場を持つことが必要である。家庭，職場，電車・バス・車等の移動空間，趣味のサークル，行きつけの喫茶店，たまに行く映画館，旅行，飲み屋，パチンコ屋等，それぞれの場が他の場に対するストレスの発散の場として機能しており，異なる欲求を満たす場として機能している。人の生活は，それら複数の場の機能的つながりの中で安定や活性化を形成していると考えることができる。「一番好きな場はトイレです。自宅のトイレの中が私の癒やしの空間なのです」と言う人もいる。認知症の人にとっても複数の場が必要であるが，病院・施設ではもちろん，在宅生活者であっても場の数がきわめて少なくなっているのが実情である。場を一つしか持たない人はストレスの発散が難しく，心理的に何らかの歪みが生じてしまう可能性が高い。

感ドラマは，主人公に複数の場を提供することを目的の一つとする。物理的には同じ場であっても質的に毎回その機能を変えることが可能であるのがドラマの大きな特性でもある。

3　感ドラマの技法

（1）実施目的の設定

感ドラマは，『現実もドラマ・感ドラマも現実』と定義した上で，動作理論を援用して，認知症の人にドラマの主人公として欠けているあるいは低下している要素を再構築・補強することを目的とする心理劇である。認知症の人は，認知症により現実が不確かなものとなり不安やストレスで混乱状態にある人が多く，単調な生活環境により喜怒哀楽の適度な波も失っていることが多い。そのような人に人生の主人公として欠けているものを補充することで，無意識領域における体験の仕方の基本パターンを変更し，「安定とよい意味での活性化」に導く。

感ドラマでは，役割練習による社会的スキル取得は目的でなく，本人の悩み事の解決もテーマ設定しない。参加者に求められることは，楽しく場に生きることのみであり，そこで活き活きと生きることである。理論は援助者が持っているものであり，参加する認知症の人に解説されることはない。認知能力が低下している認知症の人であっても日々の生活とドラマの区別はつき，ドラマを遊びの世界と認識できる。ドラマを遊びの世界と認識しつつも，認知症の人にとっては健常者以上にそこでの体験はまさに現実的体験の一つとなる。

感ドラマはたんなるアクティビティやレクリエーションではなく心理療法・心のケアとして実施されるものである。したがって，認知症の人を感ドラマに導入する際には，診断としての認知症の種類・程度やその他の疾病および身体能力に加え，日常生活の観察（自然観察，参与観察）や報告により心理面の状態と課題をきっちりとアセスメントする必要がある。終了後もやりっぱなしで終わるのではなく，その日のうちにスタッフ（援助者・セラピスト）によるケア会議を開催し，感ドラマでの参加者の様子や効果・今後の方針等を話し合う。また，感ドラマはそれ単独で考えられるものではなく，参加する認知症の人のケアプランの中に位置づける。さらに，治療あるいは支援として専門職等が提供するキュアあるいはケアのプランだけではなく，本人が自分で営んでいることも含めた生活全体をアセスメントして設計する『生活プラン』を立案し，その中の一要素として感ドラマを位置づけることが必要である。

なお，感ドラマは認知症の人のために実施するものであるが，じつは参加するスタッフにとっても意味があるものである。一つは，スタッフ自身もいろいろな制約のある現実を生きている一人の人間であり，感ドラマに参加することによってドラマという場に生きる体験をすることができる。それは認知症の人と同じ心理的効果を持つ。また，職場においては，管理者，世話人，治療者という視点で認知症の人と接していることが多いが，生活を人生というドラマと捉え，感ドラマにおける認知症の人の活き活きと生きる姿に接することで，管理者・治療者等とは別の『人生のサポーター』という視点，すなわち複眼の視点・複数の役割ある視点を形成することができる。

（２）参加者の選定と規模

参加する認知症の人は，上記のようになんらかの心理・生活上の課題がある人である。感ドラマの実施目的から，生活フロア等で自由に参加・退出ができるオープングループでは実施せず，他者の出入りのない適度な大きさの部屋を用いたクローズドグループにて実施する。しかし，参加者を完全固定はせずに各回において新しい参加者を入れる等の参加者の構成変更は行うことがある。そのような意味では，セミクローズドグループといえる。その規模は，認知症の人の状態像に応じて，スタッフとのマンツーマン形式を最小規模とし，スポットライトが当たる頻度とグループが分裂しないことを勘案した認知症の人３～４名程度の参加を最大規模とする。スタッフ（心理職，医師，看護職，介護職等）の数は，参加する認知症の人とほぼ同数程度であるが，２～３名の認知症の人であればスタッフ１名でも実施は可能である。スタッフの数が認知症の人より多くなると圧迫感を与える恐れがあるので望ましくない。スタッフの服装については，普段着が望ましいが，病院等での実施であれば白衣・制服を着ていても，参加者が見慣れていること，および，むしろ参加者との区別がつくことから問題はない。

（3）感ドラマに要する時間と記録

参加者の集合にかかる時間や終了後のケア会議にかかる時間を除けば，１回につき１時間程度を設定するが，実際には認知症の人が参加する感ドラマ自体の実施時間は30～40分前後であることが多い。実施時間については参加者の状態像や実施環境等に応じて臨機応変に行う。

感ドラマの様子をビデオ撮影するしないにかかわらず，終了直後に思い出せる限りの記録（やり取りの様子，参加者の表情・行動，印象，感じたこと，スタッフ自身の工夫や反省等）を筆記あるいはワープロ入力する。たとえ映像に残しておいたとしても，そのときの雰囲気や感じたことは後で映像を見ても思い出せなかったり違ったものに感じられたりするので，直後の記録は必須である。

（４）舞台と道具

感ドラマは心理劇の一種であり，人数分のパイプ椅子（肘かけ・テーブルのないもの）は用意するが，一般の劇のように大道具や小道具といった道具を使わない即興劇である。物も場面もすべてイメージすることであたかもそこに存在するかのように認知し進行していく。当然，参加者によってイメージは若干異なるが，監督の「ほら，あそこに綺麗な桜貝が落ちていますね。ピンク色に光っててとても綺麗」のようなナレーションや「温泉の匂いがしませんか？　Ａさん，どんな匂いがする？」「(大きく深呼吸してＡが答える）硫黄の匂いです」「ああ，ねえ。硫黄の匂いですねえ。皆さんも大きく息を吸ってみてください」のように参加者にイメージすることを促して共有化を図る。ここがどこであるかといった大きな場面設定・雰囲気作りのためには共有化が必要であるが，個々人のイメージでかまわない場面では参加者一人ひとりの『無考感受』状態（p.32参照）と抱いているイメージを壊さないことが大切であり，あえて共有化は図らない。

舞台については，正統派サイコドラマのような円形の舞台等は不要である。施設や病院であれば会議室や娯楽室，サンルームのようなクローズドができて少し歩きまわることができる広さで明るい部屋であればよい。

（5）主役の設定

感ドラマでは，参加する認知症の人は全員が主役であり脇役・観客は設定しない。スポットライトが当たって皆の注目を集めた瞬間にその人が主役となり他は脇役・観客となって，進行に応じて入れ替わることになる。また，『感ドラマで主役ではない瞬間（スポットライトが当たっていない瞬間）』であっても『つねに全員が自分の人生というドラマの主人公』であるという捉え方をする。感ドラマ以外の場も含めて切れ目のない人生というドラマの主人公であるという捉え方をすることによって，スポットライトが当たっていようがいまいが，今この時その人が何を感じ何を考えているのか，そしてそれが次のどういう行動と連続しているのかという視点を持つことができる。

（6）監督とサポーターの役割

感ドラマでは，監督，補助自我，演者，観客，舞台というサイコドラマのいわゆる5要素はほとんど重視しない。スタッフは基本的にはサポーター（認知症の人の支援者）という位置づけであり，背後には治療者としての視点を持つが言動にはそれは表さず，他のサポーター同様に監督も自然体で感ドラマに参加することを基本とする。

とくに正統派サイコドラマでは，監督は自分は演者とはならずにすべてを見通してリードしコントロールする絶対的存在であり，どのようなカタルシスを与えるか・どのような洞察に導くか等の明確な目的を持って人や場を動かしていく。補助自我（参加者の自我を支え，代弁等をしたりする役割）となるスタッフも同様であり，監督と共有した目的のために意図的・作為的に行動する。

感ドラマでは，監督・スタッフはこのような行動は一切取らない。監督の役割は，ドラマの進行と参加者の心身の安全確保であるが，場（ここはどこでどのような場であるかの大きな設定）は作っても場面（会話・行動等のやり取り）は基本的には参加者に作ってもらう。意図的・作為的にコントロールして進行するのではなく，参加者による場面進行に任せる。場面を切り替えたり終了した方がよいと判断するときに，ナレーションとして誘い水を投げかけてみたり，一演者として喜怒哀楽を念頭に置いての介入を行ったり，パンと手を叩いて終了の合図を送ったりするだけである。監督および他のサポーターが念頭に置くのは，参加者がいかに楽しむか・楽しむ中でどのように本人が持っている顕在的・潜在的能力を発揮していくか・どのようにドラマの主人公として欠けている要素を取り戻していくかのみである。そして，認知症の人と場を共有しつつ楽しむ。そのような意味では，参加する認知症の人もサポーターも『楽しくなければ感ドラマではない』ということができる。

（7）導　　入

動作法の導入においては，たんに身体を動かすアクティビティではないことを明確にするために「体操をしましょう」という誘い方は絶対にせず，解説は「身体と心はつながっています」程度であってもかならず最初から「動作法をしましょう」という誘い方をする。感ドラマについては，徐々に「感ドラマをしましょう」という言い方に切り替えていくが，最初は「ごっこ遊びをしませんか」のような誘い方でもよい。

多くの認知症の人は自分に自信を失っており，何か新しいことにチャレンジしようという意欲が低下している。したがって，難しいことを言って誘うと拒否されてしまう。感ドラマへの導入にあたっては，男性であるか女性であるか・認知症の程度による理解度・心理状況等は勘案しつつも，「ごっこ遊びに行きませんか？」「何それ？」「ほら，昔ままごとごっことかしたことあるでしょ」「ああ，あります」「そんなかんじ。みんなで楽しくごっこ遊びして遊びましょう！」のような誘い方で，よくはわからないけどなんだか自分にもできそうな楽しいことをするみたいだから行ってみるか，という気持ちにさせる導入でよい。

（8）ウォーミングアップ

感ドラマでは，導入初期にはイメージすること・心的な防衛的構えを緩和すること等を目的に丁寧にウォーミングアップを行うことが多いが，参加者が感ドラマに慣れてきた時期には簡略化したりウォーミングアップなしで感ドラマに入ることもある。

感ドラマで行うウォーミングアップはシンプルなものであり，次のようなウォーミングアップを行っている。

ウォーミングアップ例

D：監督（ディレクター），S：サポーター（監督以外のスタッフ），

参加者：認知症の人

①食べ物をイメージ

D「はい，秋ですねえ。落ち葉を集めてたき火をしようと思います。ほら，ここに落ち葉を集めて山のようになってる。見える？」（一同，うなずく）

D「はい，火を付けました。（手をかざしてみせ）あったかいなあ。」（真似をして手をかざす参加者もいる）

D「せっかくだから，何か焼きましょうか？」

参加者Ａ「お芋！」（一同，笑）

D「そうですねぇ。たき火といえばお芋だよねえ。ホイ，ホイ（たき火に芋を入れる仕草をする）。皆さんもお芋を入れて！」（それぞれがたき火に芋を入れる仕草をする）

D「まだかな？」

参加者Ｂ「まだ早いでしょう」

D「すみません。せっかちなもので」（一同，笑）

D「そろそろ，焼けたかな。（取り出す仕草をして）熱，熱！（となりの参加者に放り投げる）」

参加者Ａ「熱，熱！（となりのサポーターに放り投げる）」

S1「あちち！でも，熱いうちがおいしいんですよね（と言いながら皮をむく仕草をする）。（食べる仕草をして）熱！あ，甘い。おいしい」（となりの参加者に回す）

参加者Ｃ「あ。（受け取るが，ただ持っているだけでとまどっている）」

S1「Cさん，食べて，食べて！熱いけどおいしいよぉ」

参加者C「(一口食べる仕草をして，顔をほころばせ）あらー，とてもおいしゅうございます」(一同，笑)

このように何か食べ物をイメージして，うどんであればどんぶりを持って麺を箸ですする仕草，みかんであれば皮をむいて口に入れて酸っぱいという表情をする等，視覚イメージだけでなく味覚・触覚・嗅覚等さまざまなイメージを喚起することを行い，場の雰囲気という総合的なイメージを形成する。

②小動物をイメージ

子犬をイメージして，抱き上げた後に回しながらそれぞれが膝の上に載せて，撫でて毛の柔らかさを楽しんだり，参加者が撫でているときに「あ！犬がおしっこ漏らした！」のようにハプニングを入れてみたりする。ニワトリを回すときには「私はトリは嫌いです」という参加者もいるが，「じゃあ，回ってきたらサッと誰かに投げちゃいましょう」と言えばよい。ニワトリは飛ばすことができるので，となりに手渡すだけではなく誰にでも渡すことができる。監督は，投げられて飛んでいるニワトリを指さしながら「あー，(飛んでいる軌跡を指さしつつ）あ，曲がった！」と思わぬ人の所へ着地するようにして遊ぶ。また，途中で逃げ出したニワトリを追いかけて捕まえるように参加者に指示したりする。歩く・移動するという行為は，それ自体が参加者の心的緊張を下げる効果を持つ。

③電話ごっこ

「電話ごっこ」や「すれ違う人に花を売る」等は，ウォーミングアップとして行うショートドラマであり，自分ではない自分になるウォーミングアップ効果がある。

D「プルプル」(受話器を持つ仕草をして電話音を声にする)

S1「Mさん，ほら，電話が鳴ってるよ」

参加者M「(受話器を取って耳に当てる仕草をして) もしもし」

D「もしもし。あ，母ちゃん」

参加者M「母ちゃん⁇」

D（構わずに)「母ちゃん，俺！俺！，あのさあ，今日クルマで事故しちゃってさ，人を撥ねちゃったんだよ。500万円出せば警察に行かなくて済むんだけど，母ちゃん，悪いけどさあ，出してくれない？」

参加者M「…」

D「もしもし！母ちゃん，聞いてる？」

S1「電話，聞こえてるか？って」

参加者M「はい，はい。聞こえています」

D「あ，聞こえてる？，悪いんだけど，500万円！至急都合してよ。ね，お願い！」

参加者M「うーん。そんなにありません」

D「母ちゃん！息子のためだろ！なんとかしてくれよ。今日中。今日のお昼までになんとかしないと刑務所に行かなきゃならなくなるんだよ。借金してでも500万円作ってくれよ。500万円！息子のためだろ。お願いっ！」

参加者M「…500万円って…。あの…息子が欲しがっても与えないのが親の務めだと思います」
D「母ちゃん…そんなつれないこと言わずに。お願いしますっ！」
参加者M「だめだよ。罪を償っておいで」(一同，大笑)
D「(パンと手を叩き) はい。Mさん，誰からの電話だったの？」
参加者M「あの…息子ということでしたけど，あれは息子ではありません」
D「そっか。見破って，断っちゃったんだ」
参加者H「えらいねえ。だまされちゃだめよ。世の中せちがらいんだから」
S2「そうよねえ。Hさんも見破っちゃう？」
参加者H「あら，あたしだったらだまされちゃう。私は人がいいから」(一同，大笑)

電話ごっこでは，このような『俺俺詐欺』や『電話での保険の勧誘』等の毅然とした態度を示すことが求められる内容や，『田舎の親に結婚相手を紹介したいという子からの電話』『遠方にいる子への親からの様子伺いの電話』等，会話が成り立つ内容であればなんでもよく，慣れてくれば参加者同士で電話ごっこを行わせる。これらのショートドラマは，監督の判断で流れを受けてそのまま本番の感ドラマに突入することもある。

(9) テーマの設定

感ドラマのテーマとしては，山登り・運動会・海水浴のような

『活動系』と美味しい物を食べに行く・温泉につかるのような『まったり系』，会社の運営会議・店の運営・お見合いのようなまったくの別人・新しい役割への『チャレンジ系』と花見・散歩のような別人にはならない『楽しみ系』等の分類はできるが，監督が感ドラマの目的に沿って参加者が活き活きと場を生きることができるテーマだと感じられれば，何であってもかまわない。監督も楽しむのが感ドラマなので，今日はこういうドラマをしたいなと監督自身の興味・好奇心を持ってドラマに臨んでもよいが，ウォームアップの流れや参加者による「今日は温泉に行きたいです」等の提案を優先して臨機応変にテーマ設定を行う。

慣れてきた参加者同士で感ドラマを行う際には，「おはようございます」等の挨拶をした後に「さあ，今日は何をしましょうか？どこか行きたいところある？」のように切り出したり，「昔，子どものころには何になりたかったですか？」や「皆さん，一番好きな食べ物は何ですか？」のような質問をして，「Aさんは社長さんになりたかったみたいですけど，今日は会社ごっこをしてみましょうか」「オムライスが好きって人が2人もいましたが，今日は洋食屋さんに行ってみましょうか」のような誘い方をする。

なお，認知症の人は世間一般にはその能力を低く見られているが，重度の認知症の人であっても新しい役割をこなすことができる人がほとんどである。したがって，求める行動を過去経験や過去に取得した役割にとどめる必要はまったくない。テーマも過去の回想である必要はまったくない（むしろ，地名等はできるだけ具体化せずにイメージを膨らませるようにする）。もちろんドラマのテーマを決める際やドラマでの言動に参加者の過去の回想が入ってくることはあるが，感ドラマでは回想に浸ることではなくそこから新しい体験をすることを重視している。そのような意味では，認知症の人の能力を低く見すぎてあまりにバカバカしいことをやらせると怒って帰ってしまう。重度の認知症の人であっても感ドラマの場では意外な能力を発揮できるのが事実であり，スタッフにはそのような視点が大切である。

(10) 開始，場面の展開，終了

感ドラマの開始は，上記のようにウォーミングアップの流れで突入する場合と今日は何をしたいか等を尋ねる中でテーマを決めて開始する場合がある。認知症の人であっても，名前，性別，年齢，役職，人間か動物か等はさまざまに設定でき，「じゃあ，Cさんは新入社員。年齢は？…ああ，30歳ですか。え？30歳ってことは今まで別の仕事をしていたの？…ああ，うどん屋。じゃあ，転職したんだ。この会社では営業だからちょっときついんじゃないの？…ああ，そうですか。まあ，売りまくってトップ賞を貰えるようにがんばってください」「女子校…ってことは全員女の子ですね」「Bさんは狐って言ってるけど，Eさんは？…えっ？狸？そりゃ，化かし合いになるね。縄張りは？…ああ，狐と重なってるなあ。それじゃあ，2匹が出会ったら喧嘩になるかもね」などと，シチュエーションを絡めながらも本人が自分で決めたという感覚を持つように設定していく。一方，花見に行きたいという提案が出た場合等は「じゃあ，今日は花見に行きましょう。ほ

ら，皆さんちょっと上を見てください。（指さしながら）ねぇ綺麗ねぇ…頭の上は満開の桜ですよ。Ｆさん，これは何桜ですか？…ああ，そうですね。ソメイヨシノですね。日本人に生まれてよかったなあ。Ｎさん，何色？…ねっ，そう。綺麗な薄いピンクですね」のように，年齢・役職等の設定は行わずにイメージ展開しドラマに入っていくこともある。ドラマにおけるイメージ展開は，とくにドラマ開始時には丁寧に行うことが多く，場面の様子を参加者に質問しながら構築していく。

感ドラマの場面展開については，監督は参加者全体および個々人の『ノリ』具合を感じながら場面の切替を行っていくが，１回の感ドラマでは，大きな場面展開は多くても３，４場面までにする。あまりにコロコロと場面を変えるよりも，参加者がその場面でじっくりと場面を味わいつつ場面に溶け込んで行動できるように心がける。飲み屋に行くドラマでは，店の前に立って店の作り等をイメージし，客として席に案内され飲み食いし，何かのハプニングがあるという大きくは３場面，温泉旅行であれば，宿に入って部屋でお茶を飲み，温泉につかるという大きくは２場面といった構成でよい。また，体育館というドラマ上の『場所』は同じであっても，『バレーボールの練習をする』『足をくじいた人が出たのでどうするか相談する』など，複数の場面が展開することもある。場面の展開においては，お見合いをしている最中につき合っている彼が入ってきて一悶着ある，旅館に行ってみると予約が取れておらず一悶着あるなど，監督が喜怒哀楽のさざ波を立てて対処を求めるという場面の展開も行うことがある。店で法外な料金を要求されても引かずに「あたしの息子は警官だけどね」と撃退する等，監督にも予想外の発言が見られたりするが，そのように発言・行動できた体験は自信を失っている認知症の人にとっては大きな自信となると推察できる。

雰囲気作りとして，監督は「さあ，皆さんはバスから降りて温泉街にやってきました。ほら，ずっとまっすぐな道が続いていて，ほら，両脇にいろいろなお店が並んでいますねえ」「(パンと軽く手を叩いて）さて，カマクラが完成しました。皆さん，よく働いたねえ。雪をかいてこんなに身体を動かしたのは久しぶり。お腹が減ってきました（笑)。カマクラの中に入って何か食べたいなって思っています」のようにナレーションを使って，イメージの構築や気持ちの誘導を行う。感ドラマに限ったことではないが，参加者が少し退行し自分を縛っている枠を突き破ってドラマという場で遊びつつさまざまな体験ができるように，監督をはじめとするサポーターは支援をする。

感ドラマの終了も監督がパンと軽く手を叩いて「はい，おしまい」等の声をかけて終了する。終了は，必ずしも起承転結の「結」がきっちりと決まる必要はない。場面の途中であってもよい雰囲気だなと感じられればそこで終了し，さらに続けた場合はそこからどう展開したかは余韻として各自に持ってもらえばよい。

(11) 諸 技 法

感ドラマは，そもそも参加者の問題（悩みや気になっていること等）をテーマにはしないし，参加者に洞察を求めたり，変化した自分を感じてもらう等の知的・論理的な指向性はないドラマなので，正統派サイコドラマにおけるダブルやミラー等の技法は用いない（自分をそっくりそのまま演じている他者を見て気づかせるといったことはしない）。マジックショップ（何でも買える店）といった投射的自己覚知を狙う技法・設定も行うことはない。当然，参加者を追い詰めてカタルシスや洞察に導くことはない。

また，感ドラマは，じっと椅子に座って対面して話をすることはあまりなく，身体が不自由な参加者であってもそれなりの手段で移動させ，食べる・泳ぐ・走る（足が不自由な人は腕を振ることで走ることをイメージする）・拾い集める・服を脱ぐ，着る・お金を渡す・クルマを運転する等の動作をさせる。しばらく座っている場面であっても，たとえばキャバレーに行った場面であれば，客席で飲み食いしたり，ホステスの胸に千円札を折りたたんで差し込んだり，ダンスショーを観て拍手したりといった行動をとる。しかし，動作をするといっても，正統派サイコドラマで行うような今の気持ちを身体で表現する等の不自然な『身体表現』を求めることはない。

感ドラマでも，性別，年齢，役職，人間か動物か等の変更は行うが，「もしあなたが子どもだったらどうするでしょうか」のように子どもの振りをすることを求めることはなく，まさに子どもになりきって場を生きることができるように誘導する。なお，名前・年齢・役職等は，最初に決めることもあるが，ドラマの展開の中で「(喫茶店でコーヒーを飲んでいるＡさんに対して）ヒロコ！あらー，お久しぶり！ほら，あたしエミコよ。高校卒業以来よね」「え？」「ヒロコ，有名な建築家と結婚したって聞いたけど，お金ザクザクでしょ？」「いや…それほどでも」「何言ってんのよ！ちょっと！それ，本物のダイヤでしょ」「ええ，まあ」「横に坐っていい？あたし，離婚しちゃったの」「ああ，男なら次を見つければいいよ」「(笑) そうね。いい男いない？お金ザクザクの」「男は見た目に惹かれるから，あなたは難しい」「(笑) ちょっと！はっきり言うわね」のように巻き込みながら設定していくこともある。

(12) シェアリング

ドラマの終了後にシェアリングを行う。シェアリングは，体験の共有化とドラマから現実につなぐことを目的としたセッションとなる。「どうでした？狐さん，美女に化けた狸さんにすっかりだまされちゃいましたねえ」「いや，女は顔じゃないから」「へぇー，その割には鼻の下を伸ばしていたように見えましたが」「いや，それはこの人の人柄が出ていたのです」「ああ，この人は普段からいい人なんだ」「ええ，口は悪いけど」(一同，大笑) のように，体験の共有とはいえ，知的にまとめることはせず，むしろ漠然と感じている言語化不能な『いい感じ』が消えないように配慮する（第6章 p.169参照)。

(13) 困難者へのサポート

誰であっても参加初回は固くなるものである。認知症の人であってもそれは同様であり，感ドラマを楽しめるようにサポートすることで本人が慣れてくるにしたがって，そのような固さはとれてくる。しかし，認知症の人ゆえにBPSDが見られたり理解力が低いことがある。激しい暴力が出ている人，奇声を発し続けている人，他者をまったく無視する人は，そのような状況の時点では感ドラマの適用はむずかしい。理解力に関しても，ある程度は必要である。

その上で，理解力が低い人や耳が遠い人に対しては，サポーターが隣につくようにして，「Ｃさんが一緒にアイスクリームを買いに行こうと誘っていますが，どうしますか？」などと，耳元で他者の言うことを繰り返したり要約して伝える支援を行う。また，認知症ゆえに積極性を示さない人がいる。そのような人には，些細なことでもよいので成功体験（できる体験）を積み重ねることを念頭に置いて支援を行う。認知症ゆえに，状況に合わせようとはせず自分が思っていることをエンドレスで話し始めることもある。そのような人には，すぐに止めることはしないが，あまりに放置していると他の参加者が白けてしまうので，「Ｇさん，お子さんが僕はお母さんのためにピアノを弾くんだって言ってくれたんだよね。うれしかったんだよね。でね，ほら，あの人を見て！女中さん！旅館だからね。お風呂を先にしますか？ごはんを先にしますか？って聞いてるから答えてあげなくちゃ」「そりゃ，お風呂が先でしょう」「いや，私に言うのではなくて，返事を待ってるあの人に言って」「わたくしは，お風呂を先にいただきたいと思います」「じゃあ，お風呂に行きましょう。はい，立って。一緒にお風呂に入りに行きましょう。女中さん，案内してください。温泉ですよ」「あら，温泉！」のように，注意の向きが内から外に向くように誘導・支援する。

第Ⅱ部

実 践 編

第3章
感ドラマの実際

感ドラマの実際として，まず，感ドラマの典型的流れを示しつつ，監督の心情と誘導言動を示しその役割を例示する。

1　開始前の状況と監督の心情

本日は監督役をすることになり，少々緊張しつつ開始1時間ほど前から「さて，今日はどうしようか」「何か新しいこと・面白いことに取り組めないかな」などと考えつつ，気持ちを感ドラマに持っていく。本日のメンバーは，監督である自分，サポーター1名，臨床心理士実習生1名，認知症の人3名であり，認知症高齢者3名はまだ参加回数も少なく自発的にテーマを提案してくるとは予想できない。

3名ともに中・重度のアルツハイマー型認知症であり，暴力等のBPSDは見られないが，居室フロアでの活動性は低く，ただボーッと一日を過ごしていることが多い。記憶力の低下は顕著であり，同じ話をエンドレスで繰り返したり，今自己紹介したのにすぐに「おたくはどちらさんですか？」と何度も聞いてくる姿等が見られる。

活動的なドラマにするか，しっとりとくつろげるドラマにするかを迷いつつ，テーマの提案が出てこなければ自分がやり慣れた『お見合いごっこ』でもやろうかなと思いつつ，居室フロアに誘いに行き会場として借りた会議室に集合する。全員で円形にパイプ椅子に座り，認知症の人の間にスタッフが入るように座った。参加者１は70歳台後半の男性，参加者２と参加者３は80歳台の女性である。

2　ドラマの流れと監督の心情

ドラマの流れ	D（監督）の心情
D（監督）「はい。皆さん，こんにちは」 一同「こんにちは」 D「今日は新しい人がいますので，自己紹介しましょう。お名前と好きな食べ物を言っていきましょう。では，そちらから順番に」 S1（サポーター）「はい。ここで働いている○○です。好きな食べ物は，…うーん。いろいろありますが，卵焼きです」 D「あー，卵焼き。私も好きです。はい。卵焼きが好きな○○さんでした。拍手！」 （一同拍手をする） D「じゃあ，次」 参加者１「え？」 （横にいる）S1「(参加者１にささやく）お名前と好きな食べ物を皆さんに教えてください」	好きな食べ物を言ってもらうことで，ウォーミングアップあるいはドラマのテーマにつながればいいな。
参加者１「食べ物？うーん…」 S1「一番好きな食べ物は何ですかって」	S1にサポートを任せよう。

参加者1「うーん，どうせ言っても食べられないから」 S1「(あえて笑って) うん。それは置いておいて，好きな食べ物」	
参加者1「うーん，…天丼」 S1「お名前は？」 参加者1「○○」 D「はい。天丼が好きな○○さんでした」（一同，拍手する） D「では，次」 実習生「はい。実習生の○○です。このようなのははじめて参加させていただきます。よろしくお願いいたします。えーっと，好きな食べ物は，メロンです」（一同	天丼か…今日は天ぷら屋に行くドラマにするかな。
「おお～」，参加者3が「私もメロンは大好き！」) D「はい。メロンが好きな○○さんでした。拍手」（一同，拍手する） D「はい，次」	参加者3はフロアではおとなしいけど，ここに来ると元気がいいな。
参加者2「○○です。好きな食べ物は，…お寿司です」 参加者1「お寿司。いいねえ。僕はにぎり寿司よりチラシの方が好きだな」 S1「ああ，ちらし寿司もおいしいですよね」	参加者2は，すっと答えてくれるけど，声が小さくて自信なさげだなあ。 参加者1は頭に浮かんだことをしゃべりだして場を乱すから，早めにストップをかけなきゃ。
参加者1「千葉の方でね，新鮮な海鮮丼を食わせる所があるんだ」 S1「なんていう店？」 参加者1「あー，店の名前は忘れたなあ…」	海鮮丼もいいけど，千葉県だの妙に具体的になるよりは天丼の方がいいかも。おいしい天ぷら屋に行くドラマに誘導しよう。

D「はい。次は私です。〇〇と申します。よろしくお願いします（頭を下げる）。好きな食べ物は，天ぷらです」（一同，拍手） D「はい，それでは大トリで，どうぞ」 参加者 3「〇〇です。好きな食べ物っていってもね，あたしは食べる物なら何でも好き。でも，作るのはめんどくさいから，旅行とかね，そういうので宿が出してくれて	本当はあっさりした食べ物が好きなんだけどな。
温泉にゆっくり浸かってのんびりするのが好き。後片付けしなくていいからね」 D「はい。食べ物は何でも好き。温泉も大好きな〇〇さんでした」 D「日本人は温泉が好きって人が多いけど，皆さんはどう？」	ほう，温泉か…。旅行ドラマもいいな。食べ物の話でけっこういい雰囲気になったから，今日はウォーミングアップなしでいくか。
参加者 1「嫌いな日本人はいません!! 僕も大好き。温泉でゆっくりしたいね。硫黄泉なら，長野だね。白く白濁しててね。銀製品は黒くなっちゃうからお湯につけちゃダ	断定か（笑）
メだよ。九州・東北もいいね。秋田の鶴の湯，青森の酸ヶ湯なんか最高ですよ。あと，お勧めはね，」 D「はい。ありがとうございます。参加者 2 さんはどう？温泉」	どこかで切らなきゃ終わらないな。
参加者 2「好きです。臭くないのがいい」 D「あら，臭い温泉は嫌い？」 参加者 2「うーん，入っているときはいい	こんな表情でこんなセリフはフロアでは見られないなあ…。
けど，後がね。匂いが残るから」 参加者 1「それがいいんだよ。匂いが残らないように洗い流しちゃ，効能が効かな	さて，旅行の手配をする場面からいくか，乗り物に乗った場面からいくか，着いた場面からいくか，

い。鉄分が多いとね，タオルも茶色になっちゃうけど，怪我に効くんだよ」
D「はい！それでは，今日は温泉ドラマにしましょう。じゃあ，皆さん，立って。はい，こちらに歩いて行きましょう」
（一同，ぞろぞろと歩き出す）
D「（パンと手を叩いて）はい。皆さん，温泉街に着きました。ちょっと，こうやって（深く深呼吸して見せる）あー，ほら何か匂いがしませんか？」（一同，大きく深呼吸する）
参加者３「匂います。ああ，温泉に来ました」
D「ねぇ」
参加者１「（何度も深呼吸しながら）これは硫黄泉だな」
D「ねぇ。卵が…」
参加者３「腐ったような」（一同，大笑い）
S1「参加者２さん，大丈夫」
参加者２「臭くても，入るのは好きだから」
参加者１「効能，効能！」（一同，笑）
D「はい。実は，この温泉地は，旅館のお風呂もいろいろ特色があっていいのですが，大きな共同浴場があってそこが人気なんです。ほら，（遠くを指さし）あそこ。なんだか大正時代の建物みたいな大きな建物が見えるでしょう（一同，Dが指さす方向を見て，うんうんとうなずいている）。宿にチェックインするまで少し時間がありますから，まずは共同浴場に行ってみましょ

旅館の部屋での仲居さんとのやり取りからいくか，いきなり風呂に入っちゃうか，どうしようかな。

着いた所から始めちゃおう。集団や個々人の設定はドラマの中ですることにし，流れに任せよう。まずは温泉のイメージと雰囲気作りだな。

う。はい，こちらです」（一同，もう少しだけ移動する） D「（パンと手を叩き）皆さんはもう共同浴場の中にいます。すごく広いお風呂です。脱衣場を下りてきたら混浴でした」（一同，笑） 参加者3「あたしはいいけど，この人（実習生を見て）若いから恥ずかしいんじゃないの？」 実習生「いえ，大丈夫です。お風呂は別ですから」 参加者1「そう，そう。お風呂は別物」 参加者3「（参加者1の背中を叩いて）あなたは儲かったね」	
参加者2「この人は効能，効能だから」（一同，大笑い） D「参加者2さん，どれくらい広いか，指でこう…教えてくれますか」 参加者2「（指でぐるりと大きく差しながら）遠くは湯気で見えないくらい大きいです」	参加者2の「効能，効能」が「目の保養」的なニュアンスに聞こえて一同大笑いしたが，参加者2の表情と口調にこういう冗談も言える人なんだと驚いちゃったな。
D「ねえ。すごく大きなお風呂だねぇ。参加者3さん，これは木でできたお風呂ですかそれとも岩風呂？」 参加者3「檜だねえ。かすかに檜の香りもするよ」 D「ああ，そうですねえ。すみませんねえ。私メガネを外すと見えなくなっちゃうもので。参加者1さん，泉質は？」	イメージ作りはいいけど，見えてる物を尋ねるのも変な感じではあるなあ。メガネのせいにするか。

参加者1「硫黄泉ですね。濾過していない源泉です」 D「じゃあ，かなり『効能』があるね」 （一同，大笑い） D「はい。からだも洗ったのでお湯につかりましょう。(サッと，パイプ椅子を適当に少し歪んだ円形に並べて，足を湯につける仕草をして）あ，ちょっと熱めかな（身体を沈める仕草をして）いや，これくらいがちょうどいいな（顔を洗う仕草をして，深いため息をつき）あーぁ…」(一同，それぞれの入り方で湯に浸かる)	からだは洗ったと言ったのに，高齢者はしゃがんで洗面器で湯を汲んで身体にかけ湯をしてから湯に浸かるんだなあ…。
S1「あー，(頭を回しながら）気持ちいい」 参加者1「あー…（目をつぶって頭を上に向けて）あー…，極楽…」 参加者2「あー，気持ちがいいですねぇ」 参加者3「身体がジーンとしてほぐれるようだね」 D「尻の下の木の感触もいいですねぇ…」 参加者2「少しツルツルしています」 参加者3「肌もツルッツルになるよ」 D「ねぇ。お湯が柔らかいねぇ」	まずは，ぐだぐだ言わずに，温泉を楽しもう。
参加者1「…極楽，極楽…」 （しばらく，思い思いに湯に浸かって） D「今日の宿はどんな宿かなあ。宿を取ってくれたのは参加者2さんでしたよね。どんな宿ですか？」 参加者2「日本旅館です。あんまり高くはないけど，本で調べました」	へぇ，参加者1はまた効能うんぬんを話し出すかと思ったら，言葉を発さずに浸っているんだ…。

S1「ああ，わざわざ本で調べてくれたんだ」	
参加者2「評判がいい所を選びました」	
参加者1「旅行代理店はだめ」	
D「だめ？」	
参加者1「結託しているから」（一同，笑）	
実習生「今はインターネットで口コミがありますよ」	こら，こら，年寄りはインターネットはしないのに（笑）
参加者1「インターネットも結託しているから」（一同，大笑い）	
S1「参加者2さんが調べてくれたから，きっといい旅館だと思いますよ」	
参加者3「あたしは料理が楽しみ。何でも食べる人だけど，やっぱりおいしいものが食べたいね」	
S1「山奥だから，たぶん山菜とか出ると思いますよ」	
参加者3「山菜？いいねえ。楽しみだねえ」	
参加者1「天ぷらも出るかなあ…」	
D「天ぷらは出るでしょう。天丼じゃないと思うけど」（一同，大笑い）	皆が大笑いということは，参加者1が最初に天丼が好きと言ったことを覚えていた⁇
参加者1「冷えた天ぷらでなければいいなあ…」	
D「ですよね」	やくざ者が風呂に闖入してきてそれに対応するような場面は今日は不要だな。『まったり系』のまま終わりにしよう。
D「さて，そろそろ身体の芯まで温まってきました。これから行く宿の夕食も楽しみになってきましたので，そろそろ上がりましょうか」	

（一同，「あー」「うー」と言いながら立ち上がる） D「さあ，宿に向かって行きましょう。（少し移動したところで，パンと手を叩いて）はい。おしまい。（すばやくパイプ椅子を丸い円形に並べて）はい，お座りください」 D「あー，気持ちよかったね。参加者２さん，どうでした？」 参加者２「気持ちよかったです。また行きたいです」 D「あーそう。それはよかった。参加者１さんはどうでした？」	
参加者１「ほぐれたね。ポカポカしてる」（一同，笑） D「実習生さんはどうでした？」 実習生「ほんとうに温泉に入った感じでした。お尻に檜の感じがして（笑）」（一同，笑） D「参加者３さんは？」 参加者３「お肌がツルツルになりました。気持ちがよかったです」 D「S1さんは？」	へぇ，理屈っぽくないなあ（笑）
S1「あたしもポカポカです。本当にポカポカ。不思議な感じ」 D「はい。私もポカポカです（一同，笑）。それでは今日はここまでにしたいと思います。またお会いしましょう」	そうか，本当に温かくなるんだ。

第4章
エピソード集

次に，感ドラマの実践記録から，参加者に大きな変化が見られた，はじめて○○な言葉や行動が見られた，あるいは逆に大きな困難・難しさを感じた等，スタッフの印象に残ったエピソードを選んで紹介する。エピソード集であるため，感ドラマの開始から終了までのすべてを記載しているわけではない。

略語は，D：監督，S：サポーター（監督以外のスタッフ），参加者①～⑰：認知症あるいは認知症との診断はないものの日常生活においてなんらかの問題があり，心理的な安定とよい意味での活性化が必要と思われる感ドラマ実施病院の入院者。感ドラマの実施においては，認知症の程度・日常生活での問題等の参加者の状態像および参加人数・実施時間等を変えて感ドラマを試行しており，エピソード集に示す感ドラマにおける参加者の構成はさまざまとなっている。同じ番号で示された参加者は同一人物であり，感ドラマ初回参加時の診断名と状態像を簡単に示す。診断名については，カルテに記載されている診断名である。初回参加時の認知症の程度や状態像はその後の経時的変化がある。

◉参加者①：女性，80歳代前半，アルツハイマー型認知症・中度

一人居室で新聞を読んだり，音楽を聴いたりして過ごすことが多い。プライドが高く，集団の中に積極的には入らない。他の利

用者と自分を差別化していて他者に対して攻撃的になることがある。権威的で顕示欲が高い。

◉参加者②：男性，70歳代前半，脳血管性認知症・中度（アルコール依存症の既往あり）

ナースステーションに「あめちゃん」と飴玉を何度も要求しにいくことが毎日繰り返されている（飴が口内に残っていても次の飴を求める）。平板な表情で，発語は少なく，他の利用者との交流はほぼない。

◉参加者③：女性，80歳代前半，うつ病，統合失調症

入院生活を自分のペースで過ごし，積極的に活動に参加して楽しむことができる。活動中に頻繁に手帳をとりだし，事細かにメモを書き込む姿が見られる。

◉参加者④：女性，80歳代後半，アルツハイマー型認知症・中度

プライドが高く，上昇志向が高いため，自分の失敗を恐れ，活動の参加には消極的になりがちである。気分に波があり，丁寧な言葉で活動を拒否する。

◉参加者⑤：男性，60歳代後半，器質性精神障害

一人ベッドに横になっていたり，ホールでテレビを観たりしていることが多い。他の利用者と年齢差があり孤立している様子が見られ，周囲との積極的な交流はない。特定の女性患者を擁護する紳士的な一面がある反面，時に性的逸脱行為が見られる。

◉参加者⑥：女性，80歳代前半，アルツハイマー型認知症・中度

その場その場での冗談を交えた言葉のやりとりを他の入院者や職員と楽しむことができる。他の入院者と自然に交流を持つこと

ができ，とりあえずはおだやかに過ごしている。しかし，短期記憶の障害が著しく，食べたことや活動したこと等，直前のことをすぐに完全に忘れてしまう。

◉参加者⑦：男性，80歳代前半，脳血管性認知症・軽度

職員や自分が認めた一部の入院者とは穏やかに会話を楽しめるが，時折落ち着かない様子で車椅子を自操し，職員に要求を訴え，確認する姿が見られる。

◉参加者⑧：男性，80歳代後半，アルツハイマー型認知症・重度

短期記憶の障害が著しく，財布がないことを数分毎にスタッフに尋ねに来ることが繰り返されている。活動に対する集中持続が難しい。

◉参加者⑨：女性，80歳代前半，アルツハイマー型認知症・軽度

好き嫌い等はっきりとした意思表示ができ，活動に参加しないこともある。時折抑うつ状態が見られ，ベッドから起きられないこともある。

◉参加者⑩：男性，60歳代前半，高次脳機能障害，器質性精神障害，低酸素脳症

一人居室で過ごすことが多く，ノートに意味不明な数字を書き続けたり，ベッドに横になるときは真っ直ぐ天井を見上げた姿勢のまま動かずにいたりする。自己評価が低く，活動性が低い。おおむね平板な日常生活をおくるが，ときに感情の爆発が起こり，他の入院者や職員に対しての暴力行為がある。他の入院者と年齢差があり，周囲との交流は持ちづらい様子がある。活動中も下向き姿勢で自分の爪をはじいていたり，声かけをしても感情の表出

が乏しい。

◉参加者⑪：女性，70歳代後半，前頭側頭型認知症・軽度

ナースステーション内の会話（職員の仕事内容や他の入院者の状態など）を窓越しに立ち聞いていることが多い。他の入院者とは交流を持たず，職員や面会に来た他の入院者の家族との会話を好む。

◉参加者⑫：女性，80歳代前半，アルツハイマー型認知症・重度

短期記憶の障害が著しく，食べたことや活動したこと等をすぐに忘れてしまう。緊張が高く，「私なんて…」という発言が多く，一歩引いた姿勢でいる。その場その場の会話は可能である。

◉参加者⑬：女性，70歳代後半，アルツハイマー型認知症・中度

表情が乏しく，活動に参加していても積極性は見られない。何に対しても，すぐに「わからない」と口癖のように答えることが多い。

◉参加者⑭：女性，70歳代前半，多発性脳梗塞性認知症・軽度

精神的に不安定な面があり，職員の前で急にしゃがみ込んだり，靴を履いたままベッドに横になっていたりすることがある。他の入院者との交流はほぼないが，自分が気に入っている他の入院者を気にかけたりはする。直立不動の姿勢でいることが多く，表情に変化が乏しく平板である。

◉参加者⑮：女性，80歳代前半，脳血管性認知症・中度

意欲・活動性の低下が目立ち，日中傾眠しがちである。気分に波があり，スタッフの働きかけに対して苛立ちを見せることがある。

◉参加者⑯：女性，90歳代後半，アルツハイマー型認知症・重度

難聴がある。一人イスに座っていたり，目的なく歩いていたりすることが多い。感情の表出が乏しく，積極性が見られない。スタッフの声かけに対して，その場だけの対応は何となくできることもある。

◉参加者⑰：女性，80歳代後半，アルツハイマー型認知症・重度

抑うつ状態である。意欲の低下が顕著であり，集団に入ることを好まず，遠巻きに見学していることが多い。プライドが高く，ネガティブな発言が多い。

なお，エピソード集における監督とサポーターは各回ＤとＳ1，Ｓ2…と表記するが，これに関してはスタッフの特定をする必要はないと考えるので，あるエピソード例のＤやＳ1等と別の例のＤやＳ1等は同一人物とは限らない。

1　娘が彼氏を連れてきた!!

❖構成メンバー：Ｄ，Ｓ1，参加者④⑤⑪⑫（参加者⑤は男性）

❖設定：サポーターＳ1と参加者⑫の「たまには顔を見せて」「わかった。そのうち帰るから」で終了した電話ごっこ（ウォーミングアップ）の延長で，東京の大学に通っている娘が広島の実家に帰省することになった。そこで監督があらためて詳細な設定を行った。母親は大富豪の未亡人であり広大な敷地の邸宅に住んでいる。未亡人は自分の妹を呼び寄せ，お手伝いを雇って暮らしてい

る。娘は大学３年生であり，同じ大学の彼氏と結婚する気である。母に内緒で彼氏を連れてきており，「学生結婚をしたい」と宣言するつもりでいる。なお，今回の参加者（認知症等の人）４人は全員感ドラマ初参加である。

①お茶はお客様からね！

D（ナレーション）「（玄関のチャイムの音を真似て）ピンポーン。（参加者⑪（お手伝い）を促しつつ）誰か来ましたよ」

参加者⑪（お手伝い）「あ，は〜い」

S１（娘）「（引き戸を開ける仕草をして）ただいま〜」

D「（参加者⑫（母）に小声で）娘さんが帰ってきましたよ」

参加者⑫（母）「（Dのうながしを受けて，パイプ椅子から立ち上がって，玄関に出て）はい…お帰り（笑）」

S１（娘）「今日は彼氏を連れてきたの」

　参加者⑤（彼氏），軽く会釈をする。

参加者⑫（母）「（きょとんとした表情で）はぁ〜，あら〜」

D「ここじゃなんですから，お部屋に行きましょうか。わぁ，りっぱな応接セットですね。革張りのすごいソファだなあ。さすがお金持ち」（一同，Dのナレーションに笑いもせず，緊張した面持ちでソファ（実際にはパイプ椅子）に座る仕草をする。カップルが並んで座り，参加者⑫（母）・参加者④（叔母）と対面する）

D「じゃあ，お手伝いさん。お客さんがみえましたから，お茶でも出しましょうか」

参加者⑪（お手伝い）「（少し離れた場所で急須を傾ける。お盆を持って居間に入り，まず一番近くに座っていた参加者⑫（母）にお茶を出す）どうぞ。（次に参加者④（叔母），S1（娘），参加者⑤（彼氏）の順でお茶を置く仕草をする）どうぞ」

参加者⑫（母）「（キリッとした表情で，間をおかずに）順番が違うでしょ！」（D，参加者⑫が言っている意味がわからず，とまどう）

参加者⑪（お手伝い）「（参加者⑫の言葉をすばやく理解し）あ…すみません。（一旦お茶を全部お盆に戻して，参加者⑤から最初に置いて）どうぞ」

参加者⑫，満足げにうなずく。

*

女主人である自分に一番最初にお茶を出したお手伝いさん役の参加者⑪をぴしゃりとたしなめた「順番が違うでしょ！」の一言が印象的な場面である。

母役の参加者⑫は，重度のアルツハイマー型認知症で，日常生活では自分の意見をほとんど言わずにじっと座っているだけのことが多い。初参加だったこともあってか，ドラマが始まってからも，いつもと同じように微笑を浮かべながら座っているだけであり，促されてやっとしゃべるという状況であったが，ドラマで女主人としての立場に立ち，お茶を出す順番を判断し言うべきことをためらわずにビシッと言ったことに驚かされた。

一方，監督の戸惑いをよそに，お手伝いさん役の参加者⑪はパッと状況を理解し，うろたえずに社会常識にのっとることができた。

普段のフロアでの様子からは想像もできない参加者たちの言動

に，やらせればできることを，普段はさせていない現状を痛感させられた場面である。

②結婚を許す？許さない？

　お茶を飲んで，一息入れた後の場面である。気まずい雰囲気で誰も言葉を発さない。

D（ナレーション）「娘さん，お母さんに報告したいことがあるのですよね」

S1（娘）「…じつは，彼と今すぐ結婚したいと思って」

参加者⑫（母）「（驚いた表情で）だってあなた，まだ大学生じゃないの。あなたいくつなの？」（ついさっきのこともすぐに忘れてしまう参加者⑫であるが，記憶が続いている）

D「（もたついている参加者⑤に小声で）大学３年生」

参加者⑤（彼氏）「大学生。経済学部の３年です」（D，経済学部との発言に少し驚く）

参加者④（叔母）・参加者⑫（母）「えぇっ！」

参加者⑫（母）「まぁ〜，学生じゃないの。まぁ，まぁ，どうするの」

参加者⑤（彼氏）「…」

D「ねぇ〜学生だって。学生はねぇ〜。お母さんの気持ちは？反対？」

参加者⑫（母）「（上気した顔で）だって，まだ学生なのよ。若すぎるじゃないの」

D「彼氏，お母さん，反対みたいですよ。どうします？」

参加者⑤（彼氏）「（顔を赤らめて）…結婚したいです」

参加者⑫（母）「でも，あなたねぇ，学生なのよ！」

D「彼氏は，将来は何になる予定なのかなあ」

参加者⑤（彼氏）「将来，ラーメン屋をやりたいです」（認知症の診断名はついていないが，かなりズレている）

参加者⑫（母）「（あきれた顔で）ラーメン？ラーメン屋って…経済学を勉強しているのに，ラーメン屋になるの？」（経済学部を覚えていて，常識的な発言をする）

D「やっぱり，お母さん反対みたいですよ」

参加者⑤（彼氏）「（赤い顔で，肘を張り前のめりになって）大事にする自信があります!!」

（参加者⑤の強い口調に）一同「おぉ～」

D「叔母さんはどう思う？」

参加者④（叔母）「そうねぇ…良いんじゃないかしら」

参加者⑫（母）「（パッと参加者④の方を見て）えっ!?そんな，あなた，若すぎるわよ！」

D「どうしていいと思うの？」

参加者④（叔母）「（すまし顔で）だって，ラーメン屋になるつもりなんでしょ？付き合うのでなくて結婚するつもりなら，しっかりした経済力があればいいのよ」（普段とはまったく違う積極性を見せた）

D「なるほど～。（そばに立っている参加者⑪に）お手伝いさんはどう思います？」

参加者⑪（お手伝い）「（首を傾げ，苦笑いしつつ）あんまりねぇ…」

D「反対？」

参加者⑪（お手伝い）「やっぱりねぇ…，学生結婚っていうのは…。やっぱり社会に出てからですね。早すぎますよね」

D「いいじゃない，愛があれば」

参加者⑪（お手伝い）「（きっぱりと）いやぁ…早すぎますよ！」

*

この場面では，参加者それぞれの本来の個性が現れたように思われた。日常生活では口数が少なくグループから離れているが女性には優しさを見せる参加者⑤さんが，照れつつも自分の意志をきっぱり言える一面を見せた。叔母役の参加者④さんはつねに消極的な人であるが，全体のバランスを見ながら，姪や彼氏の気持ちを尊重する大人の意見を言えた。また，いつも周囲に気を配っている参加者⑪さんも，監督の誘導には応じず，自分の意見を絶対に変えない芯の強さを垣間見せた場面であった。なお，各参加者は感ドラマへの参加が今回はじめてであるにもかかわらず，別人になりきり設定を発展させる言動も見られたこと，居室フロアでは短期記憶障害が顕著な人がドラマの中では記憶が連続していることに驚かされた。　　　　　　　　（報告：関根　香）

2　焼き芋会社設立！

❖構成メンバー：D，S1，S2，参加者②⑥⑩⑭（参加者②⑩は男性）

❖設定：全員で円になってパイプ椅子に座り，子どものころなりたかった職業を各人に尋ね，参加者⑥の「何か商売がしたかった」等を受けて，焼き芋会社“さつまえん”を運営するという設定でドラマが始まった。

①経営打開策が軽トラ？

D「社長は…参加者⑥さん，52歳！」

参加者⑥「あら～（笑)。私，社長？62歳にしてください（笑)」

D「参加者⑭さんは部長さん！芋の仕入れとかね」

参加者⑭「…はい。」（拒否はしないが，あまり乗り気ではない様子。目を閉じている）

D「参加者⑩さんは…」

参加者⑩「平社員です（笑）！」(自らパッと言う。楽しそうな表情)

D「じゃあ，そうしましょう。で，参加者②さんは新入社員です。20歳でこの会社に来ました。気持ちは強く持っている若者ですよ」

参加者②「…はい。わかりました」

D「新入社員の参加者②さん，何でこの会社にはいったの？」

参加者②（新入社員）「…やっぱり，人の役に立ちたいからです」(ゆっくりとした返答。ドラマの役は理解している様子ではあるが，「焼き芋」と「人の役に立つ」との乖離はある)

D「ところで皆さん，この“さつまえん”は焼き芋会社ですが，なかなか売れなくて不景気でね，何かよい案ないですかねぇ？どうですか，社長？」

参加者⑥（社長）「あら，私，社長？そうねぇ，まぁ，大丈夫でしょう（笑）」（役は忘れているが軽快に応じる。打開策に知恵を絞るという態度は出ない）

参加者⑩（平社員）「（S1に「焼き芋が売れないんだって。どうしたらいい？」とささやかれて）いい芋を仕入れることじゃないですかね」

D「ああ，いい芋ね！じゃあ，部長の参加者⑭さん，どうやっていい芋を仕入れましょうか？」

参加者⑭（部長）「…私，よくわかりません。」（硬い表情。しばらくするとソファー（この回はサンルームを使用し，常設してあるソファーに移動してしまった）に横になって目をつぶってしまう）

D「部長は昨日飲み過ぎて調子が悪いみたいだね。じゃあ，新入社員の参加者②さんはどうですか？いい芋を仕入れるために何かよい案はありますか？」

参加者②（新入社員）「…軽トラで売りに行ったらいいんじゃないですか？」（仕入れとはズレているが案を出す）

参加者⑩（平社員）「（S1に「軽トラだって。どう？」とうながされて）私はリヤカーの方がいいですね」

参加者②（新入社員）「いや，リヤカーは…」

S2「あら，意見が割れちゃった」

D「さて，軽トラかリヤカーか…どうしましょう…」

参加者②（新入社員）「軽トラです」

D「なるほど！参加者⑩さん，軽トラでいいですか？（参加者⑩

うなずく）でも，ここの社長はケチだから，交渉しないといけませんよ」

②社長と交渉

社長室に座っている参加者⑥に対面するように移動し，社長との交渉場面に移る。

D「はい，皆さん社長室にやってきました。軽トラを購入するため，社長に交渉しないといけませんね。社長，皆さんが何か言いたいことがあるみたいですよ。ね？参加者②さん？」

参加者⑥（社長）「あら，私，社長（笑）？何だね？何が言いたいんだね？」（また役は忘れてしまっていたが，すぐに社長のように口調を変えて応じる）

参加者②（新入社員）「…あの，焼き芋の…軽トラを買ってもらいたいんです」

参加者⑥（社長）「（いきなり）何台欲しいんだね？」（口調は社長のまま）

参加者②（新入社員）「…えーっと，３台」

D「社長！３台も買えますか？」

参加者⑩（平社員）「中古車でもいいんじゃないですか？中古なら，設備をつけても100万もしないし」

参加者⑥（社長）「金ならあるよ（笑）！２台だって３台だって買えるわよ！（笑）」（社長にはなりきっているが，経営が苦しい会社という設定は忘れており，太っ腹ぶりを見せる）

D「…じゃあ，車屋さんに来てもらったらどうですか？会社の経営も苦しいから，あまり高いと困りますので，車屋を呼んで値段を確かめないと」

参加者⑥（社長）「そうだね。（「電話，車屋さんに電話」というＳ2の誘導で電話をかける仕草をして）もしもし，車屋さん？」

Ｓ1（車屋）「はい。いつもお世話になっております。スズキ自動車販売です」

参加者⑥（社長）「（Ｓ2が「車を買いたいって」とささやき）あのね，車を買いたいんだけど…」

Ｓ1（車屋）「どんな車ですか？うちは四輪駆動のジムニーがお勧めですが」

参加者⑥（社長）「軽トラだよ。１台持ってきてちょうだい」

③車屋と交渉

Ｓ1が少し場を離れてＵターンして歩いてくる。

Ｓ1（車屋）「お待たせいたしました。スズキ自動車の田中です。お勧めの軽トラをお持ちしました」

参加者⑥（社長）「いくらだね」

Ｓ1（車屋）「100万円です」

参加者⑥（社長）「ああ，いいね」

Ｓ2が参加者⑥に「高い，高い。経営苦しいから，もう少し値切らないと」とささやく。

参加者⑥（社長）「もう少し安くならないかね？」

Ｓ1（車屋）「では，10万値引きさせていただいて，90万円ではどうですか？」

参加者⑥（社長）「（太っ腹社長から急に値切りにこだわり始めて）そんな10万ぐらい引いたって変わらないでしょうよ。なんとかしなさいよ，あんた！」

Ｓ１（車屋）「いや，なんとかと言われても…。そうですか…。では…」

参加者⑩（平社員）「（Ｓ1が値引き額を言うのを制して）半額ぐらいにはなりませんか！」

Ｓ１（車屋）「えっ！半額はちょっと…。こちらも商売ですんで…。70万円でどうですか？」

参加者⑥（社長）「ふーん，それならいいか…。30万引いてもらったんだもんねぇ」（普段の様子からはできそうもない引き算ができている）

Ｓ１（車屋）「もし，２台買っていただけるなら，１台60万円にして２台で120万円でやらせていただきますが…」

参加者⑥（社長）「そう。そうしてもらおうかしら」

参加者⑩（平社員）「それには焼き芋を焼く機械は付いてるんですか？」（焼き芋用の軽トラであることを覚えていて，的を射た発言を突然する）

Ｓ１（車屋）「それはついていませんね。うちは車だけで，焼き芋の機械は別の会社にお願いします」

参加者⑥（社長）「いいの，いいの。２台もってきてちょうだい」（参加者⑩は若干不満そうであるが，社長が言うのであればという態度で無言）

車屋Ｓ1が礼を言って去り，全員着席する。

D「さぁ，これで車が２台になりましたが，参加者⑩さんはリヤカーがよかったんですよね？」

参加者⑩（平社員）「そうですね。でも，軽トラが来るならそれでいいです」

D「参加者②さん，何で軽トラがよかったんですか？」

参加者②（新入社員）「そりゃ，楽だからです（笑）」（一同，大笑い）

D「はい。ということで何とか交渉が成立しましたね」

参加者⑩（平社員）「（突然唐突に）それと，…焼き芋の品質はどうしましょう？」（芋の質にこだわり，まだドラマを続ける気持ちがある様子。楽しそうな表情）

仕入れ先は今後の検討課題ということにしてドラマを終了した。

参加者⑥は言われたことや人の顔などはすぐに忘れてしまう重度の記憶障害がある人である。今回のセッションでも，前半は社長であることをすぐに忘れているが，後半の車の交渉場面では，しっかりと社長という役で交渉を続けることができた。本来の性格なのか認知症者の防衛としての難しいことは考えないという態度なのか何でもよいという態度であったが，値切り交渉では自発的にもっと値段を下げるようにというセリフが見られた。また，参加者⑥の軽快な「しゃべり」により，場が和むことも多かった。

参加者②は反応に時間がかかり，表情の変化に乏しい人であるが，淡々としながらもしっかりと役になり切っていたのが印象的であった。フロアではほとんど発語がなく交流もない人なのにドラマでは集団になじみ，軽トラにこだわる芯の強さも見られた。

参加者⑩も，フロアの日常生活では表情の変化に乏しく，自室にこもりがちな人であるが，今回の感ドラマの場面ではじつに生き生きと，その場面に忠実に役になりきっていた。今回の設定においては，後半に質問・提案という形での自発的な意見が飛び出したことには驚かされた。リヤカーに対しては軽トラでもよいと主張を引っ込め，社長が言うならばと焼き芋の機械を別に装備することに同意し，一方，客がつくための策としての芋の質には最後までこだわって主張していた姿が印象的であった。

監督の介入については，前半は場面や役割の設定などで多く介入しているが，後半の交渉場面では最小限の介入で場面が進行した。サポーターの介入については，Ｓ2の参加者⑥へのサポートは有効であったと思われるが，監督も含めて参加者⑭へのサポートはドラマの中ではできなかった。今回，参加者⑭は初参加であったが，ドラマという設定に戸惑い，徐々にフェイドアウトしてしまった。感ドラマ終了後に別室で行ったスタッフミーティング（反省会）では，参加者⑭が次回参加する際には，設定の検討（部長という設定が入りづらくなってしまった可能性があり，このような人に対しては名前・役職等の自分でない自分という設定はせずにまずは場を楽しむことから始めるべき）やそのためのサポーターのフォローが必要等の意見が出た。　（報告：棚橋紀代美）

3　餅，焼けました！

❖構成メンバー：D，S1，S2，参加者⑥⑩⑮（参加者⑩は男性）
❖設定：3人の参加者が全員雪国出身であることがわかり，感ドラマのテーマは「かまくら作り」に決まった。役の設定はせずにそのままかまくら作りに入った。参加者⑩は，雪を運び積み上げてスコップで固める動きがじつにリアルで，作業をしながら役に入っていったようだった。できあがった「かまくら」に皆で入り，餅を焼くことに決まる。

D「（餅を参加者⑩に手渡し）餅を焼いておくれ」
参加者⑩「（手で受け取り，七輪の網の上で焼き出す）いくつですか？」
S1「おれ，2つ」
参加者⑥「私も2つ」
D「1つ」
参加者⑮「1つ」
S2「1つ」
　Dが全部でいくつだろうと指を折っていると，
参加者⑩「（七輪の上の餅から目を離さずに）6つ，焼いています（淡々と答える）」（その後，皆で談笑している間も箸で餅をひっくり返す仕草を続け，真剣な表情で作業に集中している）
S2「わあ，ふくらんできた～」

参加者⑩は，その言葉には応答せずに，餅をひっくり返し続けている。しばらくそのまま他の参加者と会話がすすんでいると，

参加者⑩「(真剣な表情で突然) 餅，焼けました。早く取らないと！」

皆が皿を差し出すと網から取り分けてくれる。その後，落ち着いて会話に加わる。

参加者⑩は，今回が感ドラマ5回目の参加であった。ドラマの設定に入り込み，役にそった仕草や動作が自然とできていた。フロアにおいては自発性はほとんど見られず，感ドラマにおいても監督やサポーターから誘導されての発言はするが自発的発言は少なく，主張を押し通すことはほとんどない人である。今回は，餅焼きの責任者は自分であり，サポーターの「ふくらんだ＝もう焼けたから取り分けてほしい」という促しには応じずに，自らの「まだ焼けていない」という判断を重視し，自分のタイミングで「焼けた」ことを強く主張し「早く取らないと！」と催促した。ドラマだからこそ，日常生活では見られない参加者⑩の自己主張を引き出すことができたように思われる。スタッフミーティングでは，参加者⑩のこのようなドラマの中での自己主張が日常生活の活性化につながっていくとよいという意見が出された。

(報告：川瀬里加子)

4　元恋人に花束を…

❖構成メンバー：D，S1，参加者①⑦（参加者⑦は男性）
❖設定：参加者①は数回参加しているが，参加者⑦は初参加である。監督・サポーターを含めて昔なりたかった職業を言い合い，その中の花屋を題材にドラマを行うことに決定した。

参加者①（レジ係）とS1（店員）が待つ店内へ，客である参加者⑦がDの誘導で入って行く。

S1（店員）「いらっしゃいませ～！何になさいますか？」

参加者⑦（客）「（にこにこしながら）お見舞いの花をください。根があるといけないから…う～ん…」

参加者①（レジ係）「そうそう。鉢はいけないね。寝付くといけないからねぇ」

S1（店員）「では，バラはいかがですか？素敵なのがありますよ」

参加者⑦（客）「う～ん…バラは棘があるから……カーネーションの方がいいかな…」

S1（店員）「じゃあ，カーネーションとかすみ草を合わせて，こおーんな感じでいかがでしょう？」（持ち切れないほど大きく抱えてみせる）

参加者⑦（客）「（笑顔で）いいね～！」

S1（店員）「では，お支払いをお願いします。1万5千円です」

参加者⑦（客）「いいよ」
D「そんなに高いのにいいんですか？」
参加者⑦（客）「いいんだよ（と札を数え）はい（参加者①（レジ係）に渡す）」
参加者①（レジ係）「（お金を受け取る仕草をして）はぁ〜い。カチャカチャ，チ〜ン」
D「でかいねえ。こんなに大きな花束をどんな人にあげるんですか？」
参加者⑦（客）「ん〜（はにかみながら）初恋の人。恋人だった人」（一同，ほほえむ）

Dの指示で参加者①がレジ係から入院中で生死をさまよっている元恋人役になる。

参加者①（元恋人）「ここに横になればいいの？はいはい。」（ICUという設定のソファーに横になり，じっとしている）
参加者⑦「（花を抱えて，枕元に行き）来たよ」
参加者①（元恋人）「……」
D「（指で線を描きながら）ピッ，ピッ，ピッ，ピーン，ピッ，ピッ，ピッ，あっ！あれっ，ピコピコで死にそうだったのが元気になってしまった！」
参加者①（元恋人）「（むくっと起き上がり，笑いながら）お釈迦様がまだ来るなっておっしゃってる」
参加者⑦「（参加者①（元恋人）を指して）あはははは！あんた大丈夫だ！不死身の人だから（と言いながら参加者①の肩を叩く）」（一同，大笑い）

急に「どんな人にあげるんですか？」と問われて，「初恋の人に」と言えた参加者⑦は初参加である。フロアでは特定の人としか話をしない人であり，感ドラマへの導入が危惧されたが，スムースに入ることができて驚かされた。また，落ち着かなさがありとくに慣れない場では緊張しやすい人であるが，機転のきいたセリフと，社会常識を踏まえたセリフ（「根があるといけないから」）がキラリと光る場面として印象に残った。

参加者①は，参加数回目であるが，ドラマに入りこめずに「これは本当？うそ？」と尋ねたり「○○は本当は○○でね」と思いついたことや知識・過去体験等の講釈を始めたり，「腰が痛い」「疲れた」等と言って集団から離れてソファーに座り込んだりする。ふだん，フロアでは，「職員さん，名前は何ていうの？」との質問に対してスタッフが名前を答えてもすぐに忘れて同じ質問を短時間に何度も繰り返したり，「あたしの姉は○○に住んでいてね，近くには温泉があって…」という自慢話をエンドレスで繰り返したりする。感ドラマにおいても設定や進行をごく短時間にすっかり忘れてしまうことが見られた。しかし，今回は，レジ係や生死をさまよう患者として横になるときなどは慣れた様子も見られ，記憶が消えることもなく展開にもスムースについて行くことができた。（報告：関根　香）

5　娘が彼氏を連れてきた!!：パート2

❖構成メンバー：D，S1，S2，参加者⑨⑩⑯（参加者⑩は男性）

❖設定：感ドラマは臨機応変にさまざまなテーマで行うが，同じテーマであってもまったく同じ展開となることはない。同じメンバーで毎回同じテーマで感ドラマを行う試みはまだ行っていないが，同じメンバーで同じテーマのドラマをときどき行っても展開は異なり各回楽しむことができる。今回は，「１　娘が彼氏を連れてきた」と同じテーマを別メンバーで実施した。参加者⑩については，メンバーを入れ替えた集団への参加を試みており，今回は，参加者⑩は初参加の参加者⑨⑯と感ドラマに参加した。

①名前の変更に戸惑う

D「(参加者⑨に）長野の田舎が嫌で東京に出てきて（参加者⑩を差して）この男と暮らしています。年齢は35歳。お名前は？」

参加者⑨「名前？」

D「うん。ヒロコでもヨシコでも好きな名前でいいです」

参加者⑨「じゃあ…花子」

D「はい。花子さん。年齢35歳。田舎を飛び出して男と暮らしています」(一同，笑)

D「えーっと，あなたは？花子と暮らしている男。歳は？」

参加者⑩「○歳」(実年齢？を答える)

D「いや，(笑いながら）それじゃ犯罪じゃん！（一同，大笑い)，花子さんは35歳ですよ。あなたは？」

参加者⑩「…じゃあ40歳」

D「はい。40歳。それぐらいがちょうどいいね」

参加者⑩「はい」

D「お名前は？」

参加者⑩「○○」（本名を言う）

D「いや，ヒロシとかイチロウとか好きな名前を」

参加者⑩「光彦」

D「はい。光彦さん，40歳。花子さん35歳と同棲中です。仕事は？」

参加者⑩「無職です」（今の自分から離れられない）

D「ああ…無職。それじゃあ，生活に苦労していますね。花子さんに働かせている？」（一同，笑）

参加者⑩「ええ」

D「花子さん，働いてこの人を喰わせている？」

参加者⑨「はい。あたしが働いています」

D「はい，わかりました。この人はいわゆるヒモというわけですね」

参加者⑨「そうです。大変です」（一同，大笑い）

D「はい。（念を押すように）光彦さん40歳と花子さん35歳」

D「（参加者⑯に）こちらが花子さんのお父さん，長野に住んでいます。娘が5年前に家を飛び出してねぇ。お父さんとしてはどんな気持ちですか？」（参加者⑯は難聴なので，適時，S2が耳元で復唱する）

参加者⑯「…」

D「腹立たしいやら，心配やら…」

参加者⑯「それはもう…」

D「ねぇ」

D「（S1に）お母さんも，ねぇ」

S1「（大げさな口調で）それはもう，ねぇ」

D「はい。それでは，出奔して，（手で参加者⑩を差し）光彦40歳と東京で暮らす（参加者⑨を差し）花子さん35歳が，（参加者⑯を差し）長野のお父さん，（S1を差し）お母さんに会いに帰省します。電話しましょう」

参加者⑨（花子）「花子です」

S1（母）「５年も前に出て行って，音信不通で，お母さん本当に心配しましたよ。どうしてたの？」

参加者⑨（花子）「（D，小声で「彼を見せに帰るって」とささやく）…彼と一緒に，帰ります。彼を紹介したいの。今，彼と代わります」

参加者⑩（光彦）「僕〇〇です」（受話器を取る仕草をするが，本名を名乗る。Dはそのまま流す）

S1（母）「母です。はじめまして」

参加者⑩（光彦）「僕，〇〇です」（受話器を握り再度本名を名乗る）（D，まあいいかと続ける）

参加者⑩（光彦）「今，入院してるんです」（現実の状態を報告する）

S2（友達）「光彦さんは退院直後だから，友達の私が車を運転して連れて行きましょう」

D「ああ，友達が運転してくれるって。（参加者⑩に）頼む？」

参加者⑩（光彦）「はい」

S2（友達）「何の車にするかな」

参加者⑩（光彦）「トヨタカローラ」（このような細部に対するこ

だわりが強い）

D「花子さん，たぶんお父さんもお母さんも怒ってるはずだから，何かお土産を持っていった方がよくない？」

参加者⑨（花子）「（すかさず）煙草か何か…」

参加者⑯（父）「東京でしか買えないものがいいのよね」（父なのに口をはさむ）

参加者⑨（花子）「三越とかで，高級な煙草を買います」

参加者⑯（父）「煙草１ダース」

参加者⑨（花子）「１ダース買っていきます」

②細かい仕草は得意

長野に到着し，友人役のＳ2は近くで時間を潰しに去る。実家に入り，応接間で２対２でパイプ椅子に座って対面する。

D「お手伝いさん，お茶」（Ｓ2に指示する）

Ｓ2（お手伝い）「お茶をどうぞ」

参加者⑯（父）は，鷹揚な態度で，Ｓ1（母）と並んでお茶を飲み，ゆったりと座っている。

D（参加者⑩に「お土産」とささやく）

参加者⑩（光彦）「ああ…お土産を車に置いてきた」（ドラマに入れていないようで，このような細かいことは言う）

Ｓ2（お手伝い）「車のキーください」

参加者⑩（光彦）「（自然にそれに応じて，ポケットからキーを取り出す仕草をし，Ｓ2に渡して）はい，すみません」（Ｓ2，取りに行く）

S２（お手伝い）「持って来ました（お土産の箱の上にキーを置く仕草をし，参加者⑩の前に差し出す）」

参加者⑩（光彦），土産の品を両手で受け取り，膝に置き，右手でキーを右ポケットにていねいにしまう。そして，土産の品をまた両手で持つ仕草をして，S１（母）に無言で渡す。

S１（母），会釈しながら両手で受け取る。

参加者⑯（父）「（鷹揚に後ろに寄りかかり）許す」（やさしい包容力のある笑顔をみせる）

S１（母）「謝って」（厳しい口調で言う）

参加者⑯（父）「お母さんにお謝んなさい」（声音もきつい父の調子になる）

参加者⑨（花子）「ごめんなさい。本当はさみしかったの」

D「光彦さんも」（参加者⑩にささやく）

参加者⑩（光彦）「すみません。僕もさみしかった」

S１（母），２人に謝られ，頭を下げる２人の手をとりやさしくうなずき，花子の肩を抱く。

D「（パンと手を叩き）終了」

参加者⑨は気が乗らなければなにもしない人であるが，感ドラマでは花子になりきり，臨機応変に他メンバーの動きやセリフに合わせていた。参加者⑯は，役割を逸脱してはいたが，「東京でしか買えないものがいいのよね」「煙草１ダース」といった自発的なセリフが飛び出し，後半は鷹揚でやさしい父になりきっていた。参加者⑨⑯のこのような言動はフロアでは見られないものであり，初参加のドラマにスッと入っていけたことを含めて少々驚かされた。

参加者⑩は，フロアでは，部屋に籠もりがちで，自発発語も少なく話しかけにも短く応える程度である。感ドラマへの参加は数回目であるが，年齢や名前を変えて役に入ることはむずかしかった。本名を名乗ったり入院中であると言うなど現実から離れられない様子がうかがえ，「僕もさみしかった」等ちぐはぐなセリフも見られた。しかし，車のキーを渡したりポケットにしまう等の細部の仕草を繊細に表現し，見えない物があたかも見えているように演じていた。細部に対するこだわりが非常に強いことを病的というマイナスの視点で捉えるのではなく，それをドラマに現実感を感じながら楽しむことにつなげて活動性を高めていくというプラスの視点を採って今後も働きかけていくことがスタッフミーティングで話し合われた。（報告：鈴木順子）

6　車窓から見える景色は

❖構成メンバー：D，S1，参加者①③⑩（参加者⑩は男性）

❖設定：参加者①の「温泉に行きたいよね～」に参加者⑩が「いいね，温泉。…行きたいね」と答え，今回は家族で温泉旅行に行くことに決まる。参加者⑩は，参加者①にさりげなく話しかけられると自然な表情ですっと言葉が出たことが印象的であった。

参加者⑩が運転手となったタクシーに乗り込み，一同は駅から宿へ向かう。前の席に運転手の参加者⑩，助手席と後ろの席に残りのメンバー（家族）が客として座る。

S１（父）「（参加者⑩の背中に向かって話しかける）運転手さん，あとどれ位で宿に着きますか？」

参加者⑩（運転手）「（ハンドルを動かす仕草をしながら，少し後ろを向いて答える）あと，10分くらいです」

S１（父）「このあたりからは，何が見えるんですか？」

参加者⑩（運転手）「（右手で示しながら）こっち側が海で，反対側が山ですね」（ハンドルを持つ左手はそのまま動き続ける）

参加者⑩（運転手）「少しカーブが続きます」（D，S1が参加者⑩のハンドルの動きに合わせて身体を傾けると，他の参加者も真似をして揺すられる仕草をする）

S１（父）「（激しく左右に回していた参加者⑩のハンドルがまっすぐに落ち着いたところで参加者⑩に尋ねる）このあたりで，何か見物できるところはありますか？」

参加者⑩（運転手）「いや，このへんは，山に食堂があるくらいですね」（さらりと言う）

参加者⑩が，きわめて自然なかんじで，ハンドルを操作しながらタクシーの運転手として答えていた。とまどいなく間を置かずに答える様子からは，参加者⑩にははっきりと見えている車窓からの風景があるように思えた。通常，イメージをさせるときには「はい，今，公園に到着しました。桜が満開ですね。わぁー，ほら，これは大きな桜ですね。花ビラがほら」のように誘導することが必要であるが，今回の参加者⑩にはそれが必要ではなく，集中して運転し続けながらもいつか眺めたかもしれない風景の中に身を置いている様子であった。フロアではほとんど気持ちが動くことなく，喜怒哀楽の喜も楽もないように見える参加者⑩の小さく固まってしまった平板な気持ちが，ドラマの中では自然にほぐれて活性化しているように思われたセッションであった。

（報告：具志堅由美）

7　ノリノリだったけど…

❖構成メンバー：D，S1，S2，参加者⑧⑩⑮（参加者⑧⑩は男性）

❖設定：Dの「ごっこ遊びのようなことをやってみます」という導入で始まる。感ドラマへの参加回数の多い参加者⑩の発言で“山葡萄を取りに行く”という設定でドラマを行うことになる。さらに，人物設定の話し合いで参加者の3人は10歳ぐらいの子どもたちという設定も加わる。

D「（参加者⑧に）10歳ぐらいの子どもということですが，名前はどうします？」

参加者⑧「金太郎！」（即答する。D，笑いをこらえる）

D「（参加者⑩に）名前は？」

参加者⑩「（少し考えて）…勇太にします」（本名を言わずに架空の名前を言えた）

D「参加者⑮さんは？」

参加者⑮「…」(思い浮かばない様子で困った表情をみせる)

参加者⑧「花子ちゃん！」

D「(女の子の架空名はなぜか花子が多いなと思いつつ) 花子でいい？」(参加者⑮うなずく)

山をイメージし，その山に3人が入っていく。

D (ナレーション)「見て！ウサギがいますよ！」

参加者⑧ (金太郎)「(ウサギは無視して，遠くを眺め，手で指さしながら) ほら，富士山が見えるよ！」(一同立ち止まって参加者⑧が指さす方向を見ながら，参加者⑮「富士はきれい」，参加者⑩「富士山は大きいねえ」等の感想を言う)

3人はさらにゆっくりと歩いて行く。

参加者⑧ (金太郎)「あ！そこに蛇がいるよ！」(突然床を指し，2人を驚かせるように言う)

参加者⑩ (勇太)「蛇は襲ってこない」(あっさりとした口調に，一同，笑)

D「山葡萄はどこにありますかね？」

参加者⑧ (金太郎)「まだ先。川が流れてるから，水飲もう」

D「じゃあ，水を飲む人は川に下りて，残りは切り株に座って休憩しましょう」

参加者⑧ (金太郎)「(川で水を飲み，切り株 (パイプ椅子) に座り) 眠くなっちゃったあ」(役を演じているという感じではなく突然イスに寄りかかり，目を閉じてしまう)

D「金太郎君が眠くなっちゃったそうですが，山葡萄はまだ先ですかね？勇太君？」

参加者⑩（勇太）「（ふと斜め上を見上げたら見つけたという仕草で）あ，あそこにあります」（斜め上を指差す）

D「金太郎君，あったってよ！皆でとりに行きましょう」

参加者⑧（金太郎）「（ゆっくりと立ち上がり）ほぉ〜，そう。じゃあ，行こう」

D「ちょっと高い所にあるけど，誰が木に登る？」

参加者⑧（金太郎）「はい，僕が行くよ！12歳だから」（一同，笑）

参加者⑧が木に登って取り，S2の「ほら，籠を出して」で参加者⑮が差し出した籠に入れる。

D「たくさん取れましたね」

参加者⑧（金太郎）「（パンと手を叩いて）はい，おしまい」（突然，扉に向かって歩き出し帰ろうとするので，S2が「まだ終わってないよ」と引き留める）

その後，（Dは，長いかなと感じたがこのままでは終われないと判断し，少し緊張場面を投入することにしてS1に地主になることを指示し）地主が登場し，山葡萄泥棒として警察に連れていかれることになる。そして，警察で地主と子どもたちが4分の1ずつ山分けすることで地主も納得するという展開で終了した。ここでは，参加者⑧の抗弁の他，参加者⑩の「山はみんなのもの」，参加者⑮の「他人の物とは知らなかった」等の言葉も聞かれた。

初参加の参加者⑧は，人当たりがよく女性スタッフには「かわいこちゃん」と笑顔で声をかける社交的な一面を持っているが，行動としては毎日しょっちゅう財布を探している姿が見られる。「財布はどうしたっけ？」とスタッフに確認し，スタッフが「娘さんに預けてありますよ」と対応すると「ああ，そうか」と納得するものの，20秒後にはまた「財布はどうしたっけ？」と確認する。この日はじめて感ドラマに誘ったときも財布を探しており，不穏な様子であった。ところが感ドラマに入ってみると，とても初参加とは思えないほどスムースに役を演じることができ，場面に応じた発言でドラマをリードすることさえあった。年齢や名前を変えて役に入ることは参加者にとって難しいが，普段とは異なる言動を引き出すことから試みてみたところ，混乱することなく役に入ることができた。その一方で，突然「はい，おしまい」と言って帰ろうとする等，“素”に戻る瞬間があり，それは一見ドラマに入っているようで入っていない参加者⑧の硬さがうかがえた瞬間であった。そして，その姿はフロアで財布を探し歩き，“娘さんに預けた”という職員の説明にじつは納得していないのであろう参加者⑧と重なって見えた。しかし，このセッション中，財布のことは一度も話にはあがらず，終了後の表情もおだやかに変化した。フロアで声をかけたときは不穏気味であったことを考えると，少なくとも感ドラマの間は参加者⑧のとらわれた気持ちを他へ向けることはできたと思われる。また，終了後のおだやかな表情からは感ドラマでの体験がよい体験となったことがうかがわれ，一つの場として機能したことが考えられる。

今回，Ｓ1，Ｓ2は基本的には参加者に寄り添ってサポートするという役割をとった。終了後のミーティングでは，予想外に参加者⑧が積極的に発言・行動したので参加者⑩の発言機会が少なかったこと，フロアでは傾眠がちな参加者⑮はほとんど無言ながら一緒に付いて歩き，S2に誘導されてではあるものの籠を差し出したりしたが，活動性・積極性の低下が目立つ彼女にスポットライトをうまく当てることができなかったことが反省として出された。また，参加者⑩に関しては，年齢・名前を変えて役に入ることがスムースにできるようになり，ときどきポロリとよいセリフを言うことがあるが，場をリードしたり展開させるような積極性・自発性の低さと，笑いはするのだけどぎこちない笑顔を含めた表情の硬さが今後の課題として挙げられた。

（報告：棚橋紀代美）

8　娘になります

❖構成メンバー：D，S1，S2，参加者①⑩⑰（参加者⑩は男性）
❖設定：季節的な話題から，桜，お花見の話になる。子どものころにお花見に行った経験が全員あった。お花見の話の中「久しぶりにお花見に行きたい！」と参加者①が言い，D「では，皆さんでお花見に行きますか？」と皆に問いかける。参加者①「行こう。この辺りだと公園はどこ？」と話が進む。参加者⑩，参加者⑰もうなずくので今回は花見に行くことになった。参加者⑰は初参加である。

D「それでは，今日はみんなでお花見に行きましょう。皆さんはどういう関係かな？」

参加者①「それはやっぱり家族だよ」

D「ああ，家族。（今回は役決めに時間を取らずにドラマ本体をじっくりやろうとの思いで，Dが役をうながして決めていく）じゃあ，お父さんはS1かな。お母さんは参加者⑰さん。いいですか？」

参加者⑰「（急に表情を硬くして）いや，やらない」（表情硬いまま，口調も少し強い）

D「あー，そうですか。わかりました。お母さんの役以外だったらいいですか？」

参加者⑰「だめ。できない」（硬い表情のまま「できない」を繰り返す）

参加者①「（参加者⑰に）いいじゃない。やれば」

参加者⑰「…」

参加者①「私は子供がいいな（と，急に自分から役を決めて）私，長女ね！」（明るく，笑顔で参加者⑰に話しかける）

参加者⑰「お母さん役は嫌。だめ。私も娘がいい」（表情は戸惑った感じにも見えるが，自分の言葉に苦笑いする）

D「では，そうしましょう。長女は参加者①さんだから，参加者⑰さんは次女でいいですか？」

参加者⑰「しかたがないけど…いいわよ」（笑いながら答える。表情から硬さが消える）

参加者⑰の自分から役を決めた言葉に，場の雰囲気が和み，その後のドラマの役決めはスムースに決まる。

参加者⑰は抑うつが強い重度の認知症であり，フロアにおいても集団に入ることを好まず，発言は他者に対するネガティブな発言が多い。プライドが高く，普段の生活においても他の利用者との関わりがほとんどなく，感ドラマへの参加はかなり難しいと思われた。思い切って参加させた今回の感ドラマでは，丁寧なウォーミングアップで少し和んだものの，ドラマの役決めの段階では予想通りに拒否的発言が見られた。しかし，感ドラマに慣れて余裕ができてきた参加者①との関わりの中で気持ちの変化が見られ，自分で役を決めることができた。その後の花見ドラマ（桜の下に行き，花をめで，弁当を食べる）でもときどき硬い表情も見せたが，拒否せずドラマの流れも止めず，他の参加者の様子を見ながら合わせ，次女役を演じきることができた。シェアリングでのDの「お花見どうでしたか？」の質問に，「楽しかったね」と心底からといったかんじのふくよかな笑顔を見せた。この笑顔が感ドラマの効果のすべてと言っても過言ではないように感じられた。

（報告：高橋眞理子）

9　オリンピックを目指して，白球を追いかける!!

❖構成メンバー：D，S1，S2，参加者①③⑩（参加者⑩は男性）
❖設定：「子どものころ，何になりたかったですか？」と尋ねると，参加者⑩は少し考えてから「卓球の選手。オリンピックに行きたかった」と答える。いつもよりもスムーズな参加者⑩の発言に卓球に対する思いの強さを感じ，Dが感ドラマのテーマは卓球ナショナルチームのオリンピック強化合宿でどうかと提案し，皆の賛同が得られたので決定した。

まずはS1と参加者⑩が練習をするということになり，2人が卓球台の距離をとって対面して立つ。他はイメージした卓球台の横に座って練習を見守る。

S1（選手）「では，練習を始めます。はい！」（ラケットを握る仕草をし，球を打つようにS1「コン」と音を出す）

Dは，球の動きを指で示しながら両者の間を移動する。

参加者⑩（選手）「…」（無言で，Dが示す球の軌跡に合わせてラケットを振る）

Dは，参加者⑩のラケットの振り具合に合わせて「コン」と声を出し，球の動きを指で示しながら，S1の方へ移動する。S1が打つと，そのラケットの振りに合わせて「コン」と音を出し，返球の軌跡を示しながら参加者⑩の方に移動する。

以下，ラリーが続く。Dは，基本的には両者のラケットの振り具合と向きに応じて球の軌跡を示すが，ときどき「強い！」と言ってスピードを上げたり，「キレてる」といって球が沈む軌跡を描いたりする。参加者⑩はそれらに真剣に対応しながら球を打っている。参加者⑩は軽く腰を沈めた本格的なフォームで身体を軽く移動させながらまさに球が見えているようにラケットを振る。自分は大きくは移動せず，球を左右に打ち分けて相手を左右に移動させるように打っている。

S1（選手）「あ！」（参加者⑩の立っている位置より大きく外した

球を打ち返す）

参加者⑩（選手）「お！」（浮いた球に対応するために，スッとわずかに下がって身体を伸ばして打ち返す）

S1（選手）「せい！」（バックハンドでないと打ち返しづらい逆サイドに球を打つ）

参加者⑩（選手）「…」（球の方向に動きつつも，フォアハンドで返す）

S1（選手），再び逆サイドに打ち返す。

参加者⑩（選手）「（思わずニッと笑顔）…」（あくまでも，身体を移動してフォアハンドで返す）

フロアではもちろん，感ドラマにおいてもいつもはあまり表情変化がない参加者⑩であるが，真剣な表情で球を打ち返し続け，むずかしい球には顔をしかめて対応する。DがS1の球をネットインさせると参加者⑩は思わず「ちっ」と声を出す。このような様子を見守っている参加者①や③からは「ほぉ」「ああ」と一打毎に思わず声が漏れる。

その後，適時交代して，練習する2人を他が見守るという形でドラマを進めた。いかにも素人といったかんじのラケットの振り方をする参加者③との練習では参加者⑩はラケットの振りをおだやかにして打ちやすい球を返していた。参加者①も③もそれなりに楽しめていた様子であった。

今回，参加者⑩は，ラケットを振るという動作が介入することで，ドラマの世界に入りやすい印象があった。会話のやりとりはあまりないが，球のやりとりで会話ができているかのように，対戦者はお互いに笑顔がこぼれた。参加者⑩の動作は日常生活よりもきびきびしたものであった。変化に合わせて調整するのが苦手な参加者⑩の頑なさは，フォアハンドへのこだわりにも現れているが，シェアリングでは，憧れていた卓球選手の名前を挙げたり，「本当にオリンピックをめざしていました」と学生時代の卓球部の話をしたりするなど，自然と発言が増えていた。感ドラマ自体は過去の回想を狙いとはしていないが，結果的に回想にもつながって参加者⑩の感情が活性化されたように思われる。

（報告：川瀬里加子）

10　園児が先生をマッサージする⁉

❖構成メンバー：D，S1，S2，参加者①③⑩（参加者⑩は男性）

❖設定：参加者①のなりたかった職業は「幼稚園の先生！ほんとになりたかったのよ」との言葉に，今回は幼稚園というテーマになった。先生（参加者①）の引率で園児（参加者③，参加者⑩，S1，S2）が遠足へ行くことになった。

遠足に行く朝。参加者①（先生）は，トイレに何度もいきたがるS1（園児）に「牛乳瓶もってきなさい！」とジョークでかえす。

少し皆で歩いて，遠足先の公園に到着した。そこでボール遊びが始まる。見えないボールが飛び交う。S1（園児）がボールに頭をぶつける。すると，続いて参加者③は自分からボールに頭をぶつけてみせ「イタタタタ…」。痛そうな表情で頭を擦りながら「次は，気を付けてくださいよー」と笑いながら言う。

公園で遊び，弁当を食べて，園に戻って終了した。

一同輪になってシェアリングに入る。

D「遠足はどうでした？楽しかったですね。（参加者①に）先生は引率の責任があったから少し疲れたんじゃない？」

参加者①「そうね，疲れたわね」（足を組んだまま答える）

D「（園児の一郎であった参加者⑩に）一郎君，先生お疲れだって」

参加者⑩は，照れ笑いを浮かべながら立ち上がり，参加者①の肩を揉み始める。

参加者①「あら。あ～，気持ちいい」（自然に言葉がでる。嬉しそうな表情）

参加者①「本当に気持ちいいわよ。この人，揉み方が上手！」（身を乗り出し皆に伝えるように言う）

参加者③がスッと立ち上がり，参加者①の前にひざまずく。一同，どうしたことかと驚く。

参加者③「先生，お疲れになったでしょう」（参加者①の顔を下から見上げて，いたわるように参加者①の片足を両手でマッサージし始める）

参加者③の言動に，皆は一瞬驚くが，すぐに笑いに包まれた。

マッサージされる参加者①，肩揉みする参加者⑩，足をマッサージする参加者③，３人は顔を見合わせると，楽しそうに微笑みあっていた。しばらくの間，３人の和やかな時間は続き，それを見守るＤ，Ｓ1，Ｓ2も笑顔になっていた。

参加者同士が自然に協力して何かに取り組んだり，声かけしあって会話を弾ませたりすることは，感ドラマにおいても監督やサポーターの誘導・促しなしには起こりにくい。この場では，自然に掛け合いのような言葉が発せられたり，相手のためになる行為を自発的に考えて行動したりといったことが見られた。認知症等がある高齢者はフロアで集団生活を営んではいるが，よい意味での相互交流はほとんどない。面と向かって座っていても人間関係が結びづらいフロアでの日常とは違った温かい交流に，こちらも温かい気持ちになった感ドラマの１セッションであった。

（報告：具志堅由美）

11　夫婦でたこ焼き屋

❖構成メンバー：Ｄ，Ｓ1，Ｓ2，参加者①③⑩（参加者⑩は男性）
❖設定：ウォーミングアップでうどんをイメージし，皆でうどんを啜った。食べ物の話に展開し，Ｄの「今日はお店屋さんをやりましょうか？」に対する参加者③の「たこ焼き屋！」という発言が皆の賛同を得てたこ焼き屋の開店がテーマとなる。夫婦でお店を開くという設定で夫婦店員（参加者③，参加者⑩），お金を出資する社長（参加者①）のメンバー構成でドラマを開始した。

①開店のための会議

輪になって開店するための会議を始めた。

D「たこの大きさは？」

参加者③（妻）「このくらい」（わりと大きめのたこを示す）

D「店はどのくらいの広さの店にしましょうか？場所はどういう所がお客さんが来ますかね？」

参加者①（出資者）「たこ焼きは子どもが好きだからね。子どもが来られるように学校の近くがいいね」

D「店を出す？それともリヤカーとか屋台みたいにする？」

参加者⑩（夫）「お店がいいよね」

参加者①（出資者）「そうね。やっぱり店を構えた方がいいね。落ち着いて食べられるからね」

D「子どもがターゲットということですが，いくらで出しますか？」

参加者③（妻）「（すかさず）10個で350円」

D「子ども相手で，高くない？」

参加者①（出資者）「いや，そんなもんだね」

D「（参加者⑩に）どう？」

参加者⑩（夫）「そんなものでしょう。質が大事だから…」（何事も質にこだわる）

D「では，そうしましょう。ところで，出資する社長はいくらだす？開店の資金」

参加者①（出資者）「50万」

D「えーっ？今どき50万じゃねぇ。（参加者⑩に）店を出すのは無理じゃない？」

参加者⑩（夫）「（参加者①に）もう少し…出して…もらえると…」

参加者①（出資者）「（飄々と）ふーん。じゃあ100万」

参加者⑩，にやりと笑う。

D「たこ焼機は買う？それともレンタルする？」

参加者⑩（夫）「レンタルでいいと思います」

D「どこで貸してくれますか？」

参加者⑩（夫）「合羽橋とかにあるよね。社長？」

参加者①（出資者）「（よくわからないという顔で）そうだね」（少し気分を害したかんじの表情をする）

参加者①（出資者）「たこ焼きだけで売ってるところってある？ごっこじゃなくて実際」（現実の話を始める）

D「新宿の地下とかにありますよ」（とりあえず受ける）

参加者①（出資者）「そうか…」

基本的にはDの質問に参加者が答えるという形でのやりとりしかできなかったが，Dの問いかけには各参加者は遅滞なく適切な返答ができていた。プライドが高い参加者①は少しわからないことがあるとスッとドラマから離れてしまう態度が今回も見られた。

②たこ焼きを焼く（試食）

Dの提案で，客に出す前に試しに焼いて試食してみることになった。

たこ焼き屋の発案者である参加者③が自分が焼くと言い，ゆっくりとだしをいれ，具のたこを入れる仕草をする。一つひとつクルクルッとひっくり返して，なかなか慣れた手つきで焼く。参加者③が「できました」と言い，焼きあがったたこ焼きを皆に配る。

参加者③（妻）「どうですか？」

一同，「熱っ！熱い」「おいしい」等，口々に感想を述べながらハフハフとほおばり食べる。

参加者③（妻）「ありがとうございます」（深々とおじぎをする）

S1「10個に爪楊枝1本じゃ少ないよ。2本くらい付けた方がいいと思う」

参加者③（妻）「はい。わかりました。すっすっすみませんでした」（深々と腰を折って，過剰な謝り方をする）

参加者③は統合失調症の高齢者である。80歳台になり認知症も少し入ってきているかなと疑われるが，たんなる認知症の人とは異なる配慮が必要と思われた。

③いざ，オープン！

試食も済ませ，いよいよ開店することになった。

D「では。いざオープン」

店の間取りやテーブル等のイメージを共有した後，参加者⑩と参加者③が並んで座る。

試食では参加者③が焼いたが，開店の場面では参加者⑩がたこ焼き器を大事に抱えてセットする仕草をし，自ら焼く気満々の態度を見せる。

参加者⑩がたこ焼き器にゆっくり丁寧にだしを入れていく。

参加者⑩（夫）「（参加者③に命じる口調で）たこは？」

参加者③（妻）「はい。あなた」（たこの入った容器を手渡す仕草をする）

なにやら2人で手渡したり返したり無言で具材等のやりとりを行う。阿吽の呼吸。

しばらくじっとして動かず，たこの焼け具合を観察する参加者⑩。

D「焦げない？」

参加者③（妻）「あなた。大丈夫かしら？」

参加者③がいてもたってもいられずに勝手にたこ焼きをひっくり返す仕草を始める。

参加者⑩（夫）「（強い口調で）まだだ！」（参加者③がひっくり返したたこ焼きを元通りにひっくり返し戻す仕草をする）

参加者③（妻）「あなた。勝手にごめんなさい」（一同，大爆笑）

その後，S1，S2が小学生になって来店したり，参加者①が出資者として様子を見に来たりという展開をし，とてもおいしい店という評判が立って，D「もう1時間も並んでるのに，まだ？」（一同，大笑い）という行列のできる店になったという場面で終了した。

参加者⑩は，いざ開店となると，Dがうながしたわけでもないのに，焼くのは当然主人である自分だという勢いで前に出てきた。参加者⑩は受け身で自ら意思を持って動くことが少ない。その参加者⑩が，主人役になりきってたこ焼きを作り始め，妻役の参加者③を補助者としていろいろと命じた。そして，参加者③の手出しに叱る一面も見せた。主人としてのこだわりを貫く姿や妻に対しての言動に男性性をも感じさせた場面であった。終わってからフロアに戻る際，参加者⑩は「肩こっちゃった」と笑顔を見せた。言葉をいつも飲み込んでいる参加者⑩の自然な言葉と笑顔に，スタッフもこんなに違う一面が見られるんだと感動すらした。

参加者③は，参加者⑩がたこ焼きを焼く手伝いをしつつ，出来上がったたこ焼きを客に出して，代金のやり取りをするレジもこなし，大忙しの行動を取った。終了後は笑顔を見せ，「おもしろかった」等の感想を述べながらフロアに戻っていった。しかし，今後は本人の言葉で他者が動く等の成功体験による自信の形成をより提供する必要があるとの反省がなされた。

（報告：北島和代）

12　喜んでお嫁に行きます！

❖構成メンバー：D，S1，S2，参加者①③⑩（参加者⑩は男性）
❖設定：寒かったこの日は，メンバーの意見が一致し“おでん”を作ることになった。名前・年齢を各自が決めてS1が父，参加者①が母，参加者③が娘となって，具材を切ったり煮込んだりして，せっかくだからと近所の人（S2，参加者⑩）も呼んで，温かいおでん鍋を囲んで食べることになった。そこで，急にS1（父）が話題を切りだす。

S1（父）「ヒデコ。実は，うちの会社がお世話になっている親会社の課長にご長男がいてね。会社のためにそこへ嫁いで欲しいと思っているんだがどうかね？」（一同，突然のS1の話に驚いた表情になる）

参加者③（娘）「（きょとんとしてS1を見つめ返すが，一呼吸おいて）喜んでお嫁に参ります」（微笑みながらきっぱりと言う）

S2（**近所の人**）「（思いもよらない返答に驚き，心配であるという口調で）ヒデコさん。嫌なら嫌とはっきり言った方がいいんじゃない？」

参加者①（母）「…男はね，大体3日一緒に暮らせばどんな人かわかるから。もし，どうしてもダメだと思ったら戻ってきたらいいのよ。あたしもいろいろあったし（笑）」（実際の過去を思い出している様子）

参加者③（娘）「（明るい表情で）家族みんなが望んでいる結婚が一番よいものです。そういう結婚の方が長続きすると思いますし」

S2（**近所の人**）「ヒデコさん！一度も会ったことのない人のところへお嫁に行っていいの？一生の問題なんだから，よく考えて決めないと」

参加者③（娘）「大丈夫です。皆が喜ぶなら，私は喜んでお嫁に行きます。きっと幸せになれると思いますから」（はっきりとにこやかに言う）

D「いや，会社のためって，政略結婚の犠牲になる時代じゃないよ。断った方がいいって。（参加者⑩に向かって）ねえ！」

参加者⑩（近所の人）「（強い口調で）だめ。やめるべきです！」

参加者③（娘）「（きっぱりとした口調で）いいえ。私は喜んでお嫁に行きます」（一同，「おお！」と驚く）

参加者③は感ドラマ以外にもレクリエーション等の活動に参加している。しかし，穏やかにレク活動に取り組んでいても，ふとした拍子にメモ用紙と鉛筆を取り出して，日付や内容・人数などを必死で書き込む姿がしょっちゅう見られる。何に対してもニコニコしながら「はい」「そうですね」「楽しいですよ」「ありがとうございます」等と腰の低い態度で答えるが，どれくらい自分の意思を日常生活の中で表せているのだろうかと疑問に感じられる人である。今回も突然の結婚話にすなおに同意した。いつものように人に協調することを第一に考えた返答をしていく。しかし，それは，ただたんにドラマの流れに沿ったという受身の姿勢ではないと感じられた。あくまで自分が決めたこととして難題を受け入れ，誰のためでもない自分の人生を前向きに進んでいこうとする強い気持ちを感じさせる発言であった。そのような意味では，協調しているようでありながらも自分の意思を押し通す主体性を持って生きているように思われた。終始，参加者③がポケットからメモを取り出すことはなかった。　　（報告：具志堅由美）

13　プレッシャーに負けずに

❖構成メンバー：D，S1，S2，参加者①⑩⑯（参加者⑩は男性）

❖設定：本日は雪が降り，雪をテーマにDが話題を振ると「温泉に行きたい」「こういう日は温泉」との声が複数から自然と出た。Dの「どんなかんじの温泉がいいですかね？」という問いに参加者①が「草津がいい！みんなで行きたい」と提案する。「うん。いいね」と参加者⑩。参加者⑯もうなずく。Dの「では，今日は皆さんで草津温泉に出かけましょう。皆さんはどういう関係？」。会社の同僚ということになり，課長・平社員等の役職と名前が決まって，ドラマが始まった。

①警官に止められる

D「何で行きますか？電車にする？車で行く？」

参加者①「そうねぇ。面倒だから，車がいいよ」

D「雪道の運転になりますね。運転は誰がしましょうか？」

参加者⑩「（自発的に手を挙げて）はい」

参加者⑩「（自分から周囲を見回して）全員？6人だからミニバンだね」（いつもは，自分に話をふられてからゆっくり答えたり，消極的な姿が多い参加者⑩だが，積極的な感じが見られる）

パイプ椅子を3列に並べて，ミニバンの運転席・助手席に参加者⑩①，2列目にS2・参加者⑯，3列目にD・S1が乗り込み，参加者⑩が運転を始める。ハンドルさばきやギアチェンジ等の運転の細かな動作が見られ，運転手になりきる。助手席の参加者①が“草津よいとこ～”と歌いだし，自然とみんなも歌いだして車内が盛り上がる。また自然な流れで助手席の参加者①が参加者⑩に「あんた，草津は行ったことあるの？」「運転は休憩しないと危ないからね」「山に入ってくるとスリップに注意しないとね」

等と話しかけて，参加者⑩が受け答えする。S2「湯揉みする超熱いのに入ってみようか」，参加者⑯「いや，それは私は遠慮します」等，後部座席でも会話が弾み，ときどき運転席・助手席へも話題を振る。

楽しげに会話をしながらの高速道路走行中，D（警察官）に止められる。

D（警察官）「すみません。免許証を拝見します」

参加者⑩（課長，運転手），胸ポケットから免許証を出す仕草を見せる。

D（警察官）「あー，井上雄一さんですか。住所は東京都…。皆さんどちらまで？どのようなグループですか？えーと6人ね。へぇー，6人ですか…」（怪しむ感じで，覗き込む仕草をする）

参加者⑩（課長，運転手）「草津です。病院の…」（突然の停車と警官の態度に戸惑う表情を見せ，言葉が止まる）

参加者①（部下）「（笑いながら）課長，違うでしょ。職場の仲間でしょ」（すぐに隣からフォローする）

参加者⑩（課長，運転手）「あー，職場の仲間です」（ほっとした表情を見せ，警察官に答える）

D（警察官）「（怪しむ表情と口調で）さっき，この近くで強盗殺人事件があって，犯人は男女6人なんですよ」（まだ疑うように車内をジロジロと覗く）

参加者⑯（部下）「（ほんとうに怖がっている口調で）怖いわね」（隣に座っているS2（部下）にはじめて自発的にドラマに合った言葉をかけてくる）

参加者①（部下）「強盗なんてやだね」（参加者⑯の言葉を受けて，誰に言うでもなく言う）

D（警察官）「（疑う感じを残しながら）皆さんは…違うようですね」

参加者⑩（課長，運転手）「（強い口調で）違いますね！」（警察官の顔を正面からにらみつけて答える）

参加者①（部下）「私たち，職場の旅行で草津にいくの。強盗なんてやってないわよ」（話しながら笑う）

D（警察官）「わかりました。では気をつけて」（しぶしぶといったかんじで引き下がる）

＊

警察官とのやり取りの中で，参加者⑩は戸惑いながらも，強い口調で警官を追い払うことができた。また，参加者①は，今までは感ドラマにおいて気持ちの半分は『役を演じている』というたんなるロールテイキングの態度が見られ，ドラマという場にハマって現実感を感じつつその場を生きるというかんじが今ひとつなかった。ところが，今回は本当に草津旅行に行っている自分にハマった様子がうかがわれて少し驚かされた。

②１人30万円の部屋しか空いていない

ホテルに到着して宿泊を希望するが，予約をしてなかったため，１人１泊30万円の特別室しか空いていないと言われる。

D（フロント係）「お部屋は，本日お一人様30万円の特別室しかご用意できません」

参加者⑩（課長）「（驚いた表情を見せるが，すぐに笑いながら）高いね」

参加者①（部下）「銀行に行ってお金下ろしてくればいいじゃない」（淡々と驚きもなく，参加者⑩に言う）

参加者⑩（課長）「（参加者①の言葉を無視して）少し安くなりませんか？」（表情よく，自然な感じに言葉が出る）

D（**フロント係**）「いや，皇族の方もお泊まりになるロイヤルスウィートの特別室ですから，お値引きはちょっと…」

参加者⑩（課長）「なんとか，…しましょうよ（笑）」

D（**フロント係**）「なんとか…と言われましても，ちょっと。（思いついたように）ロイヤルですから，置いてあるお酒はヘネシーもレミーマルタンも飲み放題ですし，ソファは超高級の牛革製ですし，ひげそりも一本2000円の４枚刃ですし，それはそれはリッチな感覚で，一生に一度はこういう所にお泊まりになるのもよい経験になるかと…」

参加者①（部下）「あたしは，日本酒党だからね」

D（**フロント係**）「あ，日本酒も越乃寒梅を置いております。只でラッパ飲みしていただいても結構です」

参加者①（部下）「越乃寒梅？あたしは２級酒でもいいんだけど，まあいいか。ここにしましょう」

S1（**部下**）「（参加者⑯の耳元にささやく）早くお部屋に入りたいよね」

参加者⑯（部下）「そうですね。ここは少し寒いかんじがします」

参加者⑩（課長）「いや，いや。（Dに）もう少しなんとかしてください!!」

D（フロント係）「いやー，まいったな。では，上の者に聞いてきます」（場所を移動しその場を離れ，少し経ってから戻ってくる）

D（フロント係）「1万円しか安くできませんね。1人29万円になりますがどうしますか？」

参加者⑩（課長）「（皆の顔を見ながら少し考え，宿が決まらないと部下たちがかわいそうだなという表情で頭を振りながら）それでいいです（笑）」

普段の生活では自分から話す姿がほとんど見られない参加者⑩が，今回のドラマではリーダー的な積極性を見せて，言葉も自分で考えて主張を込めて話していた。今回は，プレッシャーに対応することを盛り込んだ展開をしたが，場面に合った動作や会話ができただけでなく，主張の強さを引き出せたように思われる。また，状況を勘案しての決断も行えたように思われる。参加者①は開始から終了まで完全にドラマに入っていた。参加者⑯は，ドラマに自然な流れで入ることは難しかったが，適時S2・S1が介入することで，会社の同僚の役になりドラマに入ることができた。また，ドラマの中で，場面にあった表情の変化が見られ，何もないのにその情景が見えている様子もうかがえた。

（報告：高橋眞理子）

14　水泳を教える

❖構成メンバー：D，S1，S2，参加者①⑩⑯（参加者⑩は男性）

❖設定：子どものころなりたかった職業について皆で話していたが，参加者⑯はDが「子どものころなりたかった仕事は何でしょう？この人は幼稚園の先生だって」と振っても，子どものころはよく泳いだという話を繰りかえしてしまう。他の話題に移っても，どうしても泳ぎの話になってしまう。Dは，泳ぎが参加者⑯にとって親しみのあるテーマであると考え，「幼稚園の遠足で海に泳ぎに行く」ドラマを行うことにした。

D「さあ，海に着きましたよ」

参加者①（先生）「（少しおどけた口調で）みんなあ，前へすすめ！」

参加者⑯（園児），場面を理解していない様子だが，とりあえず皆と一緒に前に進む。

D「あちち，砂が熱いねえ」（足を上げて砂が熱い仕草をして砂浜のムードをだそうとするが，参加者⑯は無表情であり反応を見せない）

参加者①が海に入る前には準備体操が必要と言うので，一同で準備体操をする。参加者⑯もとりあえず皆の真似をして身体を動かす。

D「さあ，泳ぎましょう」（参加者⑯（園児）の手をとり，「波があるけど，怖くないからね」と声をかけながら海に入っていく。Dが「はい，顔をつけて」と参加者⑯に泳ぎを教える）

S1（園児）「泳げない，怖いよぉ」（参加者⑯の隣で怖がる様子を見せる）

参加者⑯（園児）「（園児ではあるが，先生の口調で平泳ぎの動作で両手を動かしながら）こうやって泳ぐのよ」（表情がさっきまでとまったく異なる）

S1（**園児**）「足が着かないよぉ〜」（甘えるように参加者⑯にしがみつく）

参加者⑯（園児？先生？）「怖くないから。こうやって（繰り返し，S1に泳ぎを教え続ける）」

S1（**園児**）「（少し泳げるようになった仕草をしつつ，参加者⑯に甘え声で）疲れたよぉ〜」

参加者⑯（園児？先生？）「ここにつかまっていなさい！」（ブイに見立てた手すりを示し，S1の腕をとりながらしっかりとつかまらせる）

その後，全員が海から上がって砂浜で休憩する場面に移った。S2が「ほら。（床から拾う仕草をして）桜貝」と参加者⑯に桜貝を手渡すと笑顔で「まぁ，きれいね」と受け取る仕草をし，参加者一同が参加者⑯に砂をかけて砂浜に埋める場面では，長いすに仰向けに寝て動かずにじっとして砂をかけられていることができた。参加者⑯の表情はこれまでで一番活き活きとし，とくに，水辺で皆で水をかけ合う場面ではキャッキャと大きく笑いながら水のかけ合いに応じていた。

今回の参加者の中ではもっとも認知症が重度な参加者⑯は，この回が6回目の参加となる。初参加時は，ときどき役から逸脱しつつも父親役になることができていたが，その後は参加を拒否することが多く，参加時は同じ話を何度も繰り返したり場面設定とは関係ない話を突然始めることも多く，感ドラマに入ること自体が難しい様子でかなり場を乱すかんじであった。認知機能検査の結果からも，元々重度な認知症がさらに進行していた。フロアではいつも椅子に一人で寡黙に座っている。今回，「泳ぎ」という自分にとって馴染みと自信のあるドラマの中で，「他者に指導的な立場をとる」という日常ではできない体験をしたことで感情が活性化し，感ドラマという場をいつも以上に楽しむことができたように思われる。声を出して大笑いするという姿はフロアではもちろん感ドラマでもはじめて見られた。単純な動作を伴う場面設定も，参加者⑯にとって理解しやすかったと思われる。

（報告：川瀬里加子）

15　猫とネズミ

❖構成メンバー：D，S1，S2，参加者①⑩⑯（参加者⑩は男性）
❖設定：Dの「(職業や関係を決めるつもりで) 今日はどうしましょう？何かなりたいものはありますか？」という問いに対して，参加者①が「あたし，ネズミがいい」(突然の動物発言にDは驚く)。すると，参加者⑩も「僕もネズミ年だからネズミ！」と言いだし，参加者①は「いいよ。あんたがネズミになるなら，あたしは猫になるよ」と言う。Dは，動物が登場人物（？）のドラマをどう展開するか戸惑ったが，まあいいか！と思い，猫１匹に他はネズミという構成でドラマを開始した。

①毒団子と解毒剤

D「ここが台所。じゃあ食べ物をとりにいこうか」

参加者⑩（親ネズミ）が台所に食べ物をのしのしと堂々たる歩行でとりに行く。

S1（子ネズミ）「そんなゆっくりじゃ猫につかまっちゃうよ！」

参加者⑩，少しかがめた姿勢で周囲を警戒しながら，つま先立った足を小走りにして食べ物をゲットする。

D「（参加者①に）うまく食べ物を盗られちゃいましたね。はい。次の日になりました」

参加者①（猫）「そうね。よし，毒団子をしかけよう」（毒団子をばらまく仕草をする）

ネズミ一家の相談「今日は誰が行く？」

参加者⑩（親ネズミ）「（ニコニコしながら）俺が行く」

D（ナレーション）「今日はおいしそうなお団子がたくさん置いてあります」

参加者⑩，左右を見渡しながらコソコソとネズミの穴を出て行く仕草をする。腰をかがめてすばやく歩き，団子を一つ拾ってもぐもぐと食べる。

参加者⑩（親ネズミ）「今日も大丈夫だ。みんなついて来い」

ネズミ一家，笑顔でうなずきながら穴から出て団子を拾う。一同，団子を食べる仕草をする。参加者⑯も無言で食べる仕草をする。

S1（子ネズミ）「（食べている団子を落とす仕草をして）うっ！…おっおっお父さんおなか痛いよー」

参加者⑩（親ネズミ）「（怪訝そうに）えっ？俺食べたけど大丈夫だぞ。何でだ…」（どうしようかと立ちすくんで考え込む）

D「ここに解毒剤があるぞー。取りに来〜い！」（解毒剤を持った手を上げて振る）

参加者⑩（親ネズミ）「あいつは信用できないな。うそだよ。みんなだまされるな。罠だ！（笑）」（一同，笑）

S2（子ネズミ）「このままじゃ死んじゃうから，罠でも行くしかないね」

S1（子ネズミ）「ううっ…お父さん，苦しい。お腹が痛い…」

参加者⑩，腰をかがめることなくスタスタとDの傍に歩いて行く。

参加者⑩（親ネズミ）「すみません。解毒剤をください」

参加者⑩が持って帰った解毒剤を飲んだS1が「あら，不思議。お腹の痛みが消えた」と全快したところでDがパンと手を叩き，一旦終了する。

＊

毒が仕掛けられているのを知っていながら自ら立ち上がり積極的に団子を取りに行く参加者⑩。一家を背負う気持ちも現れていた。最近は感ドラマでDに逆境を与えられるため，解毒剤があると言われても疑ってかかる。フロアでは他者に言われたとおりにして何も言い返すこともない受け身の参加者⑩が疑ってかかる発言をしたことには驚かされた。ドラマとしての欺し欺されのやりとりを楽しんでいるようだった。

②猫への仕返し

Ｓ１「あたし，死ぬところだった」，参加者⑯「よくなってよかった」，Ｓ２「毒団子なんてひどいことするよね」とネズミ一家で振り返りをした。

Ｄ「ひどいめに遭いましたね」

参加者⑩（親ネズミ）「猫に仕返しをしてやりたい」

Ｄ「（おお！そうですかという顔で）毒には毒で青酸カリでも塗った魚を仕掛けましょうか？」

参加者⑩（親ネズミ）「青酸カリはやらないよ。死んでしまう。とっちめるくらいでいいんだよ」（Ｄに反論する）

Ｄ「ああ，そうですか。…魚はあのゴミ箱から拾う？」

参加者⑩（親ネズミ）「いや。それじゃ引っかからないよ」

Ｄ「そうですか。…あ，あそこの台所に干物があるよ。ちょうど猫もいないみたいだし…」

参加者⑩，それはよかったという表情ですぐに立ち上がり，Ｄが台所と指さした台の所に行く。Ｄは台所に置いてあるイメージであったが参加者⑩は干してあるイメージだったようで，干してある魚の口を持ち，少し上にあげて取る。いかにもそこに魚が干してあるかのような風景が全員に見えた仕草であった。台の上で，きわめて真剣な表情で丁寧に指を動かして魚に毒を塗り込み，その魚を再び元の場所に干して戻ってくる。

Ｄ「仕掛けた？」

参加者⑩（親ネズミ）「（笑いながら）仕掛けました。完璧です（笑）」

参加者①（猫）「私はわかるよ。見てたから。だまされないも

ん」（一喝する）

D「あちゃー。（ネズミ一家に）猫に仕掛けるの見られてたみたい（一同，笑)。（パンと手を叩き）ネズミと猫は，猫の勝ちということで終了します」

③シェアリング

感ドラマを終えて，輪になってパイプ椅子に座る。

D「どうでした？今日は動物になっちゃいました」

参加者①「（得意顔で）人間よりいいじゃない。面白かった」

参加者⑩「楽しかったです」

参加者⑯「よくなったのなら結構なことです。身体は大切にしませんと」（S1のことを言う）

一通り感想を聞き，

D「動物になるのも楽しかったねえ。今度やるとしたら何になる？（参加者⑩に）魚だったら？…石鯛？」

参加者⑩「そんな高級なものは…」

D「じゃあ何？」

参加者⑩「（照れながら）あいなめ。たくさんいるから」（ぽっと顔を赤らめる）

参加者①「（すかさず）じゃあ，私は釣り針になる！」

D「はぁ？釣り針？そんなよぼよぼな針じゃ釣れないよ」

参加者①「（笑いながら）しっかり研いどくよ」

その後も笑いが止まらないやりとりが続いた。

今回は，参加者⑩が「仕返しをする」というドラマの展開をした。つねにDのうながしで動いていた参加者⑩が自らストーリーの流れを作ったセッションであった。攻撃性のまったく見られない参加者⑩が「仕返し」と言ったことに驚かされたが，Dの青酸カリをという提案に対してはきっぱりと否定し，相手をとっちめる程度にとどめるという常識と優しさを見せた。猫とネズミの生死を賭けた戦いというよりは，ジャブを繰り出すような日々のやり取りを楽しむ態度が感じられた。そして，えさに選ぶのはゴミから拾った魚ではなく干してある干物であった。干してある魚を取って毒を塗っていくという細やかな動作・仕草がこの人の特徴である。フロアでは何を聞かれても「そう…」といった返事のみしかコミュニケーションせず何かに対する執着心もまったく見せない人が，感ドラマでは自分のこだわりと意志を発揮している。それができる場が感ドラマであると強く感じられた。

参加者①は，フロアでは他者との関わりを持たずにいつも一人でいる。認知症によりわけのわからないことを言う人に対しては「あんた，あっち行って！」と追い払う。プライドが高く，かなり本人の認知症の程度は重いのであるが，自分は何でも知っていて他の人とは違うという気持ちを持っているようである。「できる自分」と対面することを好み，「できない自分」とはできるだけ対面しないようにしていると思われる。そのような参加者①にとって，感ドラマという場は居心地のよい場となっているように思われる。今回は猫役として少し離れた所からネズミ一家の様子を見ていることが多かったが，参加者⑩の普段は見ることのない

「なりきったネズミ」の行動や発言に笑いが止まらず，展開を楽しんでいる姿が見られた。感ドラマ参加の初期に見られたフッとドラマから気持ちが離れることやドラマの設定や流れを忘れてしまうこともまったくなくなった。認知症の人の短期記憶障害は認知症ゆえしかたがないという発想は，少し違うように感じられる。記憶自体は記録されているが表面に上がってこない（思い出すプロセスの）障害であるように感じられ，感ドラマでの様子を見ると改善もあり得ることが実感される。なお，シェアリングでのDの「よぼよぼ」という言葉に，怒るでもなく受け止めて「しっかり研いどくよ」とすぐに返してくる言葉はとても粋であった。感ドラマは必ずしも人間関係の形成には主眼を置いてはいないが，居心地のよい場・冗談の飛ばし合いは，信頼関係の形成による結果であると感じられる。そして，フロアに戻りながらの参加者①の「こんなに笑ったのはいつぶりだろう」というつぶやきが印象に残った。　（報告：北島和代）

16　秋の大運動会

❖構成メンバー：D，S1，S2，実習生，参加者①⑩⑬（参加者⑩は男性）

❖設定：Dの「秋といえば…？」で参加者⑬「運動会」と答えが返ってきた。今回が初参加であり，認知症が重くフロアでは活動性が乏しく表情の変化もない参加者⑬の言葉に乗ることにした。Dの「運動会，いいねえ。今日はみんなで運動会をやらない？運動会と言えば…」に対して，感ドラマ経験が多い参加者①はすぐさま「あたし，100mの選手！」と挙手してにこにこ答える。参加者⑩は穏やかに微笑みながら「僕は…審判」と言う。「わからない」と言う参加者⑬には，とりあえず選手になるということにした。年齢を皆に問いかけると，参加者①が積極的に「青年団だね」と言うので，小学生の運動会を想定していたDは一瞬戸惑ったが，「はい。じゃあ，青年団の大人の運動会をしましょう」と受けて，ドラマが始まった。

①入場行進・選手宣誓

入場行進から始めることにしたが，参加者①は「あたしは腰が痛いから」，参加者⑬は「足が痛いから立てません」と立つことを躊躇する。「まあ，そう言わず」とDが促すと参加者①は立ち上がる。立ったまま参加者①は，座っている参加者⑬の方へ手を差し伸べ，「立ちましょう」と声をかける。

参加者⑬（白組選手）「(不安そうな表情で）立つの？」

参加者①（白組選手）「そう。立つのよ」と力強く言うと，参加者⑬の手をしっかりと握り，引き寄せて立つのを手伝う。立ち上がった参加者⑬の手をぐいっと自分の脇に抱えるようにして，２人は横に並ぶ。

D「まずは，選手宣誓。誰がやりますか？」

参加者①は，ちらっと周りを見てから「宣誓するのね」と言い，「えー，私たち選手一同，精一杯がんばります！」(自然に拍手が起こり，皆笑顔になる）

＊

参加者①は，今回，自分から「100mの選手」になり「青年団」というもっとも活動できる年代を選んだ。そして誰かに決められたり促されたりすることなく，自分から進んで「選手宣誓」をやってみせた。これまでにない主体的な意欲が具体的な行動となって現れている。さらに，今回初参加で消極的な参加者⑬に対して，自発的に手を差し伸べて立つことを手伝い，しかも立った後に参加者⑬を自分の傍に引き寄せて支え合うように立つ場面が見られた。他者に対する思いやりを行動に移すことができていたことに驚かされた。参加者①のこの言動はこのセッションのその後の展開にも影響を与えている。

②玉入れ

入場行進を終え，全員再び着席した。

D「それでは，紅組と白組の勝負に入ります。まずは玉入れです」

玉入れは立ってやるものと思っている皆の顔には戸惑いの表情が見られる。

D「立つのがつらい人は座ったままでも結構です。地面に転がっている球を（指さしながら）あそこの籠，あそこの籠見えますよね，あそこの籠にたくさん入れた方が勝ちとなります」

D（白組）とS1（赤組）が手に持つ見えないカゴに向かって，選手は全員座ったまま，参加者⑩の「開始」の合図とともに玉入れが始まった。参加者⑬も，座ったまま一所懸命に玉を拾っては投げた。終了の合図で，一同声を合わせて玉の数を数える。最後の玉は高く放り投げる動作をして，13対18で赤組の勝ちとなった。勝ったＳ２，実習生は笑顔で万歳し，負けた参加者①，参加者⑬は残念そうな表情ではあるが笑顔で拍手をおくる。参加者⑩（審判）もほほえみながら拍手をする。単純ではあったが，けっこう楽しく，皆で一つの競技をやりきった満足感や充実感，達成感を参加者が感じていたように思われる。

③100m走

Ｄ「次の競技は100m走」（参加者①は待っていましたという表情で盛大に拍手する）。

Ｄ「位置について！」

参加者①（白組選手）「えー？本当に走るの？」

Ｄ「大丈夫！座ったままでも走れます。こうやって手を振って…」（走るように両手だけを前後に振ってみせる）

参加者①（白組選手）「わかった。こうするのね」（笑顔で両手を振ってみせる）

参加者⑬（白組選手）「こうするの？」（恐る恐る両手を振ってみる）

Ｄ「そう，そう。まだ，まだ走っちゃだめです。ピストルがパンと鳴ってから走り始めてください」

参加者①と参加者⑬の間に赤組のＳ１と実習生が入り，一列に並ぶ。

参加者⑩（審判）「（Ｄのうなずきに応じて）位置について！よー

い，スタート」(穏やかな表情で号令をかける)

D「それー！走ってー！」，S2「赤組，がんばれ！」と声をかけられながら参加者①と参加者⑬は必死の形相で両手を振って走る動作をし続ける。がんばれーの声援の中で盛り上がり，D「白組早い早い，いや，赤組も早い，抜くか抜かれるか」と実況中継風にナレーションする。

参加者①（白組選手)「ゴーール！」と自分で言って両手を挙げてゴール。いつもは円背気味の背を持ち上げて後ろに反らせ，胸を張って一着のテープを切った。参加者①が自分の判断でゴールしたことに周囲は驚きつつも笑ってしまう。自然と大きな拍手が起こる。

D「(まだ両手を振って走り続けている参加者⑬に向かって）続いて，二着も白組，ゴール！」

参加者⑬（白組選手)「(動作をやめて，嬉しそうな表情で，ハアハア言いながら）ゴールしたのね」(一同，参加者⑬に笑顔で大きな拍手をおくる)

D「全員ゴールしましたよ。白組と赤組，どっちが勝った？」

参加者⑩（審判)「(静かに）白組が勝ちました」

D「白組の勝ちー！バンザーイ，バンザーイ！」

勝利の笑みを浮かべ万歳を繰り返す参加者①と参加者⑬に周りは拍手で称える。

＊

腰が痛い・背中が痛いと訴え，身体を動かす活動では静観していることの多い参加者①が，運動会と聞くと100m走の選手になることを希望した。必死で両手を振って走ったかと思うと，誰に促されるでもなく自発的にゴールする。想像していたよりはるかに早いゴールで，誰にも一位は渡さないという意気込みが感じられた。そして，そのゴール姿は，いつもは背中が丸まって痛みを訴える参加者①とは別人のようで，なんと背中をのけ反らせ胸を張って，両手を挙げてゴールテープを切った。「わからない」が口癖でフロアではまったく積極性が見られない参加者⑬も必死の形相を見せて腕を振って走った。

言葉による知的なやり取りや認知症の人に日時等を覚えさせるための働きかけ（リアリティ・オリエンテーション）とは違い，場に生きることを支援する感ドラマのよさが強く感じられたセッションであった。

④最後は定番の綱引き

Ｄ「さあ，最後の競技は綱引きです」（ワーッと自然に拍手が沸く。皆の顔がピンク色に上気している）

Ｄ「ここに綱がありますよー。見えますねぇ」

Ｄが歩きながら手で太さ，長さを示して見せる。一同，「見える，見える」「けっこう太いね」などと言う。白組の参加者①と参加者⑬にＤが加わり，赤組のＳ1，Ｓ2，実習生と向かい合う。全員，パイプ椅子に座っての綱引きとする。

Ｄ「こらこら，まだまだ！ダメ，引っぱっちゃ。始まってからよ」（綱の中央を元の位置に戻す仕草をする）

Ｄ「審判，開始の合図を」

参加者⑩（審判）「よーい，あー，まだまだ，ズルはだめ（と言いつつ，綱を真ん中に戻して），（控えめな声で）始めっ！」

皆綱を持って，交互に「ヨイショオ！」と声を出しながら一生懸命引っぱる動作をする。

D「そーれー！引っぱれ，引っぱれー！」

実習生「赤，頑張れー！ヨイショオッ！」（実習生も必死の形相で引っ張っている）

にこにこと静かに見守る参加者⑩に，Dが息を切らしながらどっちが勝っているか問うと，

参加者⑩（審判）「赤組が勝ってます」

S2「えー，赤組が勝ってるってー！」綱の真ん中が赤組の方へ寄った位置を指で示す「ここ，こっちが勝ってる！」

D「白組ー！負けてるって。頑張れ，頑張れー！」

掛け声で場は盛り上がる。選手一同，交互に綱を引き続ける。

D「そろそろ，勝負がつくかなー」と指で再び綱の中央の位置を示す。今度は，白組の方へ寄った位置。D「あーっ白組が引いてるー！」「ぴぴーっ」笛を吹く音をだし終了。

D「審判，どっちが勝った？」

参加者⑩（審判）「赤組が勝ちました」

D「えーっ，違うよ，審判。こっちは白組だから」

参加者⑩（審判）「（ニコニコ笑いながら）間違った。白組の勝ちです」

参加者①と参加者⑬は「勝った！バンザーイ，バンザーイ！」と手を上げて万歳する。負けたS1，S2，実習生は「悔しいー。

負けたー！」と言いながらも，拍手をする。一同，やり遂げた満足感のある表情である。

D「さあ，全ての競技が終わりました。今日の運動会は，２対１で白組の勝ち！」

参加者①と参加者⑬は再び「バンザーイ！バンザーイ！」とより一層嬉しそうな表情を浮かべて高々と手を上げて万歳をする。周囲は拍手をおくる。最後に，参加者⑩が審判長として「今日はお天気にも恵まれました。皆さん，よく頑張りました」と総評を行って終了した。

*

見えない綱を引っ張り合うという行為に，誰もが純粋にのめりこんだ。皆で一つの目的に向かって取り組んだ一体感，やりとげた達成感を味わえた。不自由な体でも精一杯自分の力で体を動かし，勝負し，健闘を称えあえた。参加者だけでなくスタッフも含めた全員が，運動会をやりきった爽快感に満ちていた。日常生活の中でそう簡単には味わえない，心から楽しいと感じ自然に笑顔がこぼれた時間だった。

⑤シェアリング

ドラマ終了後のシェアリングでは，今日は楽しかった，本当に暑くなった等の感想が出された。

D「審判をやってみてどうでしたか？参加者⑩さん」

参加者⑩「（微笑みながら）よかったです」

参加者①「参加者⑩はね，あてにならない審判だよ！勝負はちゃんと白黒つけなきゃダメなんだから」（綱引きでの参加者⑩の誤審を覚えていて文句をつける。参加者⑩にするどい視線を投げながら急に会話に入ってくる）

D「えー⁉あてにならないってよ？参加者⑩さん」

参加者⑩「そうだっけ？」（まるでとぼけるような，喜んでいるかのような表情で答える）

参加者①「この人は，優しい人だから。白黒つけられんのよ」

（一同，笑）

*

参加者①は，間違った判定をしそうになった参加者⑩に対し少し不満めいた思いがあったようだ。歯に衣きせぬ物言いに一瞬周囲はたじろぐが，しかしその口調には優しさが感じられた。参加者⑩は，むしろその言葉に親近感を覚えたようで，嬉しそうな表情を浮かべ「そうだっけ？」と受けている。言葉だけをとれば嫌味や皮肉ともとれるが，それは親愛の気持ちの表れであり，信頼感のある者同士の穏やかなやりとりと感じられた。その2人を取り巻く周囲も和やかな気持ちになっていた。2人は，何度も一緒に感ドラマに参加している仲間であり，少々の言葉では揺るがない信頼関係が築かれていることがはっきりと感じられた。

（報告：具志堅由美）

17　スタッフ研修例：先斗町のナイトパブ

❖構成メンバー：D，スタッフ①②③④⑤⑥⑦

❖設定：スタッフ研修として，感ドラマの練習をする。設定は，京都先斗町のナイトパブで，Dはパブのママ，スタッフ①（以下，ス①），ス②，ス③が客，ス④，ス⑤，ス⑥，ス⑦がパブ従業員。D（ママ）は，ス④⑤⑥⑦（従業員）に朝礼で経営が苦しくこのままでは店の存続が危ういので客から金をバンバン巻き上げるように指示を出す。

Dがス①②③にナイトパブの入り口をイメージさせて入店させる。次に店内をイメージした後，席に案内されて着席する。

D（ママ）「（ス①に）よこみそ先生，芥川賞受賞おめでとうございます」（突然，芥川賞を受賞したよこみそ先生という設定にする）

ス①（客）「ああ，ありがとう」（椅子の背に腕をかけ，鷹揚に胸を張る）

D（ママ）「（ス④⑤⑥に）先生方におしぼりお願いします」

ス④（従業員）「（ス①に）ゆきでーす。受賞おめでとうございます。先生さすがですね」（おしぼりをポイと渡す）

ス⑤（従業員）「（ス②に）みぞれです。おしぼり熱いのどうぞお気をつけて」（おしぼりを広げて手渡す。ス②は「あー」と言いながら顔を拭く仕草）

ス⑥（従業員）「（ス③に）あられでーす。ごひいきにお願いしまーす」（おしぼりを広げて手渡す）

ス④⑤⑥が客のス①②③の間に座る。

会話に困っているので，D「ほら，ほら，お姉さん方，もっと盛り上げてちょうだい。しんみりしてたらお客さん帰っちゃうわよ」とうながす。

ス④（従業員）「(ス①に）(笑いながら）よこみぞ先生，こちらは先生のお弟子さん？」

ス①（客）「いや，僕はよこみそだけど」(ス①は女性であるが男性口調で言う）

ス④（従業員）「あら，ごめんなさい。よく似た名前の作家先生がおられるから（笑)。よこみそ先生，こちらは？」

ス①（客）「ああ，出版社の人」

ス⑥（従業員）「あら，じゃあ，今日は出版社の方の接待ですね」

ス③（客）「ええ…まあ」

ス⑥（従業員）「じゃあ，今日はパァーと豪勢にいっちゃいましょう！」

ス③（客）「ええ…まあ，ほどほどに」

ス⑤（従業員）「(ス②に）ちょっとお，(ス③を見ながら）こちらの方，ちょっと暗いんじゃありません？」

ス②（客）「いや，今日はみなさんが綺麗すぎるので少し緊張してるみたいで（笑)」

ス⑤（従業員）「ほんと？じゃあ，パァーッとやっていってくださいね」

ス②（客）「(ス③に）課長！パーッといきますか！」

ス③（客）「よし。わかった。今夜はパーッといくか。まあ，ほどほどにパーッと（笑)」

ス⑥（従業員）「やったあ！じゃあ，レミーをボトルで入れますね。(ス⑦に）ボーイさーん！」(ス⑦を呼ぶ）

ス⑦（ボーイ）「はい。なんでしょう？」

ス⑥（従業員）「こちらのお席ね。レミーをボトルで3本入れてちょうだい。あと，（ス①を見て）先生，私たちもいただいていい？」

ス①（客）「ああ，かまわんよ」

ス⑥（従業員）「ありがとうございまーす。私はオレンジウォッカ（ス④「ウーロン茶」，ス⑤「モスコミュール」と注文する），それとおつまみに…メロンとチョコレートと（ス⑤「あたし，お腹減ったから焼きそば」，ス④「えー，じゃあ私は，ピザ」と注文する），あとボーイさんもなにかいただいたら？（ス⑦「いいんですか？じゃあ，下の珍来軒からチャーハンとビールをとらせていただきます），以上で」

ス⑦（ボーイ）「かしこまりました」

ス①（客）「けっこう頼んだね（笑）」

ス⑥（従業員）「芥川賞作家がこまかいこと言わないの」

ス①（客）「いや，芥川賞じゃなくてね，あくだがわ賞なんだけど」

ス⑥（従業員）「なにそれ？」

ス①（客）「…」

ス②（客）「（すかさず）漫画の賞」

ス④（従業員）「あら，今は純文学より漫画の方が売れるんでしょ？じゃあ，ボーイさん，追加，追加！」

ス②（客）「いや，いや」（一同，笑）

D（ママ）「そろそろ，ショータイムです。（ス④⑤⑥に）ダンスお願い」

ス④⑤⑥に⑦を加えて4人が登場する。ス⑥が「ユーホー！」と言いつつ笑顔でピンクレディー風に踊り始める。残りの3人も「チャンチャンチャラララン」と歌いながらリズムを合わせて踊り出す。客とDは拍手喝采。

ス④⑤⑥が席に戻って「上手だった」「恥ずかしかった」「もしかして，君，ミーちゃん？こんなところにいたの！」等の会話が弾み，しばらくしてD「そろそろ，お会計をお願いします」で会計となる。一人50万円という法外な請求にひと揉めし，半額に値切ったところで終了する。

前回のオカマBAR（研修初回）に続き今回も夜の店という設定での研修であったが，臨機応変に流れを作っていく言動の練習ができたように思われる。とくに感ドラマにおいては，参加初期には恥ずかしいという気持ちが発言や行動を妨げるが，ピンクレディのダンスをすることにより現実に引き留める理性を捨ててナイトパブに浸ることができたように思われる（前回のオカマになってオカマ言葉で応対することも同様）。スタッフの中にはとてもこんな「馬鹿なこと」はしそうもない・できないと思われるおとなしい性格のスタッフもいるが，感ドラマにハマるノリは訓練次第であると感じられた。ある意味，それは，認知症等の参加者への感ドラマ効果だけでなく，スタッフ自身の自分を縛っている枠からの解放の効果や，自己覚知に伴う「認知症の人のフロアでの生活とドラマでの活動の連続性」の視点形成および支援態度の変化にもつながると考えられる。（報告：鈴木順子）

第5章
参加者の時系列的変化

エピソード集では感ドラマにおける特徴的なエピソードを断片的に紹介したが，参加者の時系列的変化の例として参加者①の時系列的変化を紹介する。

参加者①は，1～5回目までは期間を空けてときどき参加する程度だったが，6回目以降は継続的に参加している。

フロアでは重度な認知症者を自分よりも下に見ることがあり，ときに攻撃的な言動を見せることが看護・介護スタッフの間でも問題となっていた。職員との会話は楽しむが，他の入院者との関わりは薄く，日中ひとりでいることも多かった。

感ドラマの場で，喜怒哀楽さまざまな感情を味わい，居室フロアでは得られない主役体験を重ねていくことが人生というドラマの主人公としての自己存在感の再確立等につながり，日常生活の改善につながるのではないかと考え，感ドラマの導入を決めた。

1　第1期：表面的なやりとりはできるが，ドラマに入りづらい時期

短期記憶の維持が困難であり，ドラマの設定を忘れることが多かった時期。ドラマの設定と自分の過去体験が混同されやすく，

発言が過去回想になりやすいという特徴が見られた。

初回

やや硬いムードでのスタートとなったが，オカマバーに建設会社の一員として訪れるドラマ設定には拒否することなく応じる。役柄，役名を考えるときに，「参加者⑩が社長さん！」と率先していい，自分は課長になる。参加者②がすぐには役名を決められずに考えていると，参加者①が決めてしまう。

このように，初参加ながらも発言はスムーズであり表面的な受け答えはよいが，ドラマという場の中に入っているわけではない印象をもった。また，ドラマの設定を忘れて「そうだったの？」と繰り返し尋ね，他の参加者の反応が遅いとイライラし，自分のペースですすめようとする態度が見られた。

居室フロアでの日常生活から離れてドラマの場で遊べるようになると，他の参加者を見下すような態度をとることや，攻撃的反応が減っていくのではないかと推測された。

2回目（初回から8カ月後）

ドラマは海釣りの設定だったが，「昔，ボートで釣りに行った」と自分の過去体験を繰り返し話してしまう。笑いながらお酒の話をするなど会話を楽しむことはできるが，やはり，ドラマという場を楽しんでいる印象は薄かった。

3回目（前回から5カ月後）

花屋で花束を買い，病院に見舞いに行くドラマ設定。花屋のレジ役を行った後監督の指示で生死をさまよう元恋人役になった。「そしたら私は病人ね」と積極性をみせるが「名前は○○（本名）でいいや」と言い，新たに考えるそぶりはない。病室に見舞い客が来たところで監督の促しに応じてベッドから起き上がり，「お釈迦様がまだ来るなっておっしゃっている」と自分で考えたセリフをおどけたようにいい，役を楽しみだしていると感じられた。

４回目（前回から１カ月後）

ドラマ設定は旅行。監督から「沖縄と北海道のどちらに行きましょう？」と問われると，「北海道」と手を挙げる。ドラマの中で北海道の鮭の話になると，「昔，新巻鮭をもらうと神棚に飾ってあった」と自らの回想話になってしまい，その後も繰り返し新巻鮭のことを話す。

ドラマの設定と自分の過去体験が入り混じった発言になることが多い。ドラマに入りやすくなるように，場面ごとに場所を移動したり，イメージが浮かびやすい描写を入れたりしていく工夫が必要だと，終了後話し合われた。

2　第２期：少しずつ，感ドラマの世界へ

セッション中，ドラマの設定と過去体験をはっきりと区別して発言するようになり，ドラマ自体を楽しむようになってきた時期。他の利用者の発言を待てるようになり，他者との関わりにも改善が見られた。

５回目（前回から４カ月後）

ドラマ設定は温泉旅行。電車で温泉地の駅に到着し，改札で駅

員に切符を求められると「はい」といって渡すことができる。旅館につき，露天風呂へ。「気持ちいい！」と皆で言い合い，イノシシやサルと入浴するドラマが進行し，参加者①も他の参加者も笑いが絶えない。動物をなで，お湯につかってリラックスした表情を見せる。

6回目（前回から1カ月後。以降，積極性を見せ始め1～2カ月に1回ペースでの参加となる）

参加者①の「温泉行きたいなあ」という発言をうけて，再び温泉旅行に決定。旅館に予約の電話をかける役になり，スムースにドラマの世界へ入っていく。過去回想の話もでるが，「これは現実の話だけどね」と断ってから発言するように変化している。

7回目

クリスマスイブに娘が彼を連れてくるドラマ設定で母役になる。「メリークリスマス！」とグラスを手に乾杯の音頭をとる。「現実は〇〇だけど」と何度か発言するが，ドラマに入って積極的に発言。参加者⑩への話しかけがとくに多い。「飲みたいね」「食べたくなっちゃった」と感想も多く出る。

8回目

男性は女性に，女性は男性になるドラマ設定。初詣に来たカップルにお祓いをする神主役になる。はじめは椅子に座っていたが，目の前にカップル役が位置すると「座っていたんじゃ失礼」と立ち上がり，祝詞をあげて玉串を振る。

開始前，フロアに迎えに行くと，なんと感ドラマのことを覚えていて「今日は何やるの？」と自ら尋ねてくる。認知症のため記憶障害があり，繰り返し同じことを尋ねることの多い参加者①にとって，感ドラマが記憶に残る体験になっていることに驚きを感じた。

セッション中，以前よりも場を楽しんでいる印象。他の参加者が役柄の名前を考えているとき，自分が名付けることなく，イライラせずに待つことができた。

3　第３期：感ドラマの世界を自由に楽しむ

ドラマの設定の中で役柄に入り込み，感情を動かしながら自由に楽しむようになってきた時期。「今日は何になろうかしら？」と楽しみにし，やりたい役を自ら言うなど，参加への積極性が増してきた。

9回目

３月ということもあり，小学校の卒業式のドラマ設定に決まる。参加者①は児童役。校長先生から卒業証書を手渡され，卒業生代表として挨拶をすることになる。出番になると緊張した表情で席を立ち，「ここで過ごした日々は～」となりきって挨拶をする。途中で，感極まって涙ぐむ。

フロアで誘ったとき，「今日は，何になろうかしら？」と楽しげに言い，感ドラマへの参加を楽しみにしていることが伝わってきた。

10回目

フロアに迎えに行った際，参加を渋る初参加の利用者にスタッフが感ドラマの説明をしているのを聞くと，「役になったつもりになるだけでいいのよ」とやさしく声かけをする。ドラマ設定は花見。監督が「桜がきれいですね」というと「ソメイヨシノかね」とスムースに話にのる。花見の中で「ビールが飲みたい」と言い出し，「買って来るね」と言って自ら買いに行き，自動販売機からビールを取り出す仕草もした。

初参加者がなかなかドラマに入れない中でも，自分自身は楽しもうとする姿が見られた。

11回目

監督が「何になってみたいですか？」と問うと，「おじいさん」と自ら率先して言う（参加者①は女性)。その発言を受けて，おじいさんの70歳のお祝い会に孫たちが集まるというドラマ設定に決まる。豪快に笑いながら，「ほら，20万円あげる！」と孫役の参加者⑩に小遣いを手渡し，羽振りのよい役柄を楽しむ。

ドラマの遊び方に慣れてきた印象。この回は，「ところで……」とドラマとは違う話題を出すのはわずか１回だけであった。

12回目

卓球選手たちがオリンピックの強化合宿に参加する設定。選手役に決まり，監督が名前を尋ねると「ジョン・レノン」と答える。「年齢は？」という問いに「20歳にしとこうか」。皆からジョンと呼ばれながら，卓球の練習では架空の白球を追いかけ，勝負には勝とうとする。

名前決め自体も楽しみ，日常の自分から離れて役柄を楽しんでいた。

*

第3期以降も，参加者①は継続して感ドラマへの参加を続けている。

その後，主体的にセリフを言ってドラマの場を動かすことが増え，他の参加者への働きかけも活発になっている。とくに，感ドラマに一緒に参加することの多い参加者⑩との関わりは，親和感・信頼感のあるやりとりに変化している。

また，自分の主張が通らない場面があったとき，以前であればドラマの場から一歩下がって見ているだけになりがちだったが，とりあえずドラマの流れにのって柔軟に対応できるように変化している。

初参加者がいる回では，役柄に戸惑っている参加者に，自発的に手を差し伸べてドラマにそった動きをリードする場面も見られるようになった。

フロアでの日常生活においても，他の入院者を見下すような言動は減少し，世話を焼く発言が増えている。参加者⑩に対しての仲間意識はとくに強く，朝の体操の時間には「ここは参加者⑩さんの席よ」と自分の隣の席を確保して待っているとのことである。

4　考　　察

参加者①は，感ドラマの中で大いに笑い，泣き，困難な状況を乗り切り，自らドラマを展開し，役柄を楽しむという体験をした。特別に対人関係改善の練習をしたわけではないが，感ドラマでの体験が，結果として，参加者①の対人関係の改善や心的柔軟性を高める効果に結びついたように思われる。

日常生活にも変化が見られたということは，感ドラマのプロセスの中でその人の無意識領域における体験の仕方の基本パターンが変化したといえるのではないだろうか。

各回の終了時の感想のほとんどは，「あー，楽しかった！」であった。フロアまでの帰り道にも，ドラマと結びついた会話が続くことも多かった。役柄を楽しみ，じつに人間的な感情を体験することは，認知症を抱えながら生活する参加者①にとって，本来の自分がもっていた有用感・有能感を取り戻す体験でもあり，仲間から認められる体験でもあった。心理的に安定することにより，フロアでのちょっとしたトラブルにもおおらかに対応できるように変化していったのではないだろうか。

また，認知症特有の記憶障害が参加者①にもあるが，感ドラマのことは，不思議と記憶に残っていた。生け花や茶道のように昔から馴染みのあるプログラムではないにもかかわらず，感ドラマが記憶に残っているということは，それだけ実感を伴って体験されている活動なのではないだろうか。感ドラマに認知症という病気を治す力はないが，人の記憶の保持・再生プロセスに働きかける力はあるように感じられる。

感ドラマという『場』がもたらす数多くの効果を，強く実感させられた事例である。　　　　　　　（報告：川瀬里加子）

第6章
感ドラマの実施にあたって（Q & A）

本章では，感ドラマに関して他の病棟スタッフや実習生等からいただいた質問や，サポーター・監督として参加するスタッフが参加初期に抱いた疑問，あるいは一般の臨床心理職からの質問等をQ & A形式で紹介する。第2章までの本文と部分的に重複する内容もあるが，実際にいただいた疑問・質問に答えることで感ドラマへの理解を深めるという意味で掲載している。

1　参加者について

Q　認知症の基本障害が記憶の全般的欠落であるならば，感ドラマを行ったことも忘れてしまうはずです。ドラマを実施しても意味がないのでは？

A　人間は意識領域と無意識領域を持って生活しています。動作理論ではその人の体験の仕方（活動の仕方）は無意識領域にあると考えます。すなわち，意識領域でドラマをしたことを忘れてしまったとしても，その体験により影響を受けた体験の仕方（活動の仕方）まで消えてしまうわけではないと考えています。事実，感ドラマを長期間実践していると，認知症の人がいつ何をやったかをすっかり忘れてしまっていても，行動や発言から感ドラマでの体験はその人の無意識領域で間違いなく生きているという実感をいただくことができます。

Q　認知症ゆえに配慮すること・気をつけることはありますか？

A　認知症の人は何もわからなくなっている人ではありません。記憶障害等により自分の構成する世界と周囲のズレが大きくなりとまどっていたり，自信を失っていたりということはありますが，基本的には普通の人として対応することが必要です。ただ，本人の能力低下や傷ついている心理等に対する配慮は必要であり，感ドラマにおいてはその人なりの能力を見極めつつ『できる体験』を通して人生の主人公として欠けている・低下している要素を再形成していく視点が必要と思われます。

Q　認知症の人には刺激を与えてはいけないと聞いていますが。

A　人間にとっては，変わらない日々の生活部分による生活リズムと適度な変化による生活刺激の両方が必要です。それは認知症の人であっても同じです。以前に視察に行った特別養護老人ホームでは，認知症の人に刺激を与えないためという理由で，面会等一切の外部の人との接触を断ち，建物内から一歩も出さないという極端な処遇を行っていました。そのような処遇は，人の心をしぼませてしまうと考えられます。過度な刺激は負担になるかもしれませんが，感ドラマは人間にとって必要な『適度な刺激』を体験できる場であると考えています。

Q　認知症の人がドラマを演じることができるのですか？

A　感ドラマは，セリフを覚えて『演じる場』ではありません。人間にとっては，複数の場を持って生活することが心理的に大切であると考えていますが，感ドラマはそのような場の一つであり，別の場では体験できないことを体験する場として設定しています。したがって，感ドラマという『場に生きること（場で行動し何かを感じること）』は認知症の人であってもできます。

Q　認知症高齢者に新しい役割取得など無理だと思います。

A　認知症の人のケア経験が浅い人や表面的な世話しかしていないスタッフは，この人は何もできなくなっている・過去の習慣化したことしかできないと思うかもしれません。認知症の人は今言ったこともしたことも忘れるから，新しいことができるようになるなんてことはない，と断言する人もいます。しかし，そんなことはなく，認知症であっても新しいことを学習できますし，意識レベルでは忘れていても無意識レベルでは覚えていて，だんだん意識レベルでも忘れなくなるという変化も見られます。肝要なことは，認知症高齢者の能力を低く見過ぎないことだと思います。

Q　感ドラマに誘っても拒否されたらどうすればよいですか？感ドラマの場にやってきても参加に抵抗を示す場合はどうすればよいですか？

A　プライドが傷つけられている人，自信を失っている人，不安で家に帰ること等のみに気持ちが向いている人，イライラしている人は，感ドラマに限らず他のアクティビテイへの参加も拒否することが多く見られます。拒否する人を強引に引っ張って行ってもうまくいきませんので，居室フロアでの声かけを増やして関係作りから始める等，無理矢理という形でなく参加を誘導するという対処法しかないと思います。その場合，感ドラマだの心理劇だの本人にとってこれは難しいと感じるような用語は使わず「ごっこ遊び」という言葉を使ったり，「皆で楽しいことをして遊びたいのだけど」といった誘い方がよいと思われます。参加間隔が大きく空いてもかまいません。

参加した上でドラマに抵抗を示す人に対しては，一応役割を振った上でその場にいるだけでもよいという形の参加を認めればよいですが，とくにその人のできるレベルでのやり取りかつプライドを鼓舞するようなやり取りが１回・短時間でもよいのでできると態度が変わることも多いです。むずかしそうだからできないと端から決めてかかっている人・ばかばかしくてやってられないと思っている人に対して，面白そうだという好奇心を提供できれば意外と入ってきてくれるようになります。

Q　最初に参加を誘うときにどこまで説明しますか？

A　相手が説明を求める人であれば別ですが，通常は初参加前にくどくどと説明する必要はありません。感ドラマは，よくわからないまま参加しても楽しめるものです。インフォームドコンセントという観点から事前説明を重視するスタッフもいますが，言葉で説明しても感ドラマを理解して参加するということには絶対になりません。すなわち，参加することによってはじめて理解し納得することが『本当の意味での同意（真のインフォームドコンセント）』となるわけで，体験した上で同意しなければやめる自由がありますので問題はないと考えています。

Q　高齢者ゆえに気をつけることはありますか？

A　感ドラマは，神経症や統合失調症の若者あるいは自閉症児者にも適用しており，疾病・障害の違いや実施目的に違いはありますが，基本的には幼児から高齢者まで『人間は基本的には皆同じ』と感じており，高齢者だからといって特別なことはありません。もちろん，高齢者であれば，聴力の低下がある人がいますので事前に確認しておくことが必要です。また，転倒させてはいけませんので激しい運動をさせることはありません。このあたりは常識に基づく判断だと思われます。

Q　認知症の人はドラマと現実とを混同する危険はありませんか？

A　かえって症状が悪くなるのでは？空想の世界から現実に戻ってこられるのか？等はよくある質問です。それは経験的にはまったくありません。認知症の人であっても感ドラマがどのような場であるかについては正しく認知しており，これまで100人を超える認知症高齢者に感ドラマを実施しましたが，余韻を楽しむことはあっても引きずって混乱することは見られません。むしろ，現実と空想の混沌とした状態にあった人が，現実に現実感を感じつつ前向きに生活するようになるという効果があります。

Q　感ドラマの適用対象は安定している認知症高齢者のみですか？

A　現になんらかのBPSDが出現している人は心理的に不安定な状態にあり気持ちがそちらに向いている人なので，感ドラマになじむまでに時間がかかります。激しい暴力が出ている等の状態像が重い人は感ドラマではなく動作法を適用しますが，あまり激しく場を乱さずに参加できそうな人は感ドラマの適用を試みることもあります。

Q　ドラマに向いている認知症高齢者と向いていない認知症高齢者がいるように思いますが。

A　たしかに防衛の強さ等の性格の違いは認知症とは関係なくあります。認知症によるBPSDにも違いはあります。しかし，感ドラマはその理論で人生そのものをドラマであると考えており，人生の主人公としての要素を発揮するという視点では，向き・不向きで参加を決定することはありません。最初は拒否的でまったくドラマになじめなかった人ほど，一旦ハマりだすと嬉々として楽しむようになることもよくあります。

Q　何もしゃべらない鬱状態の人は参加できますか？

A　参加者全員がそのような人では感ドラマの実施は無理ですが，なにか反応を示すかなということで，感ドラマに慣れた参加者の中に入れてみることはあります。どうしても改善が見られないようでしたら動作法に変更します。かならずしも動作法である必要はありませんが，変更したりバッテリーを組む手法をいくつか持っていることはセラピストとしての対応能力を高めると思っています。

Q　妄想があっても大丈夫ですか？

A　認知症としての妄想は思い込みのレベルですのでまったく問題はありません。レビー小体型認知症の幻視も問題ありません。感ドラマは，むしろそれらの改善に効果的です。「只今，天皇陛下からの交信を受けています」等の統合失調症としての幻聴が頻繁にある人は，感ドラマの場に入っていく・他者と現実的なやり取りをするという意味で参加が難しいことがあります。

Q　参加する認知症の人に演技力は必要ですか？

A　感ドラマは現実の一つの場ですので，とくに演技力は必要ありません。

Q　どうしても現実の自分から離れられない場合はどうしますか？

A　認知症があっても初回からドラマに入っていける人と，なかなかドラマの設定に入っていけない人がいます。これは，あせらずボチボチということで，サポーター側もどういう働きかけの工夫をするかを考え，その変化を楽しみにするという心構えでよいと思います。

Q　認知症の人が年齢や性別を変えることは無理ではないですか？

A　難しい人もいますし難しくない人もいます。自分の設定を変えて場に生きる意味・意義はありますので，適応の様子を見ながら行っていきます。

Q　男性と女性を混ぜて感ドラマを実施しても問題はありませんか？

A　性的に明らかな問題が見られる人に関しては事前チェックでわかりますので，感ドラマを適用しないこともあります。しかし，一般世界でも男女は混ざって生活していますから，とくに問題はないと思います。

Q　歩けない人・車いすの人も参加できますか？

A　まったく問題ありません。必要な配慮を行えばよいだけです。

Q　どれくらいで変化が出ますか？

A　一概には言えません。初回から「おおっ」とスタッフを驚かせるようなフロアでは見られないしっかりした言動が見られたりすることもめずらしくありませんが，その人の生き方・無意識レベルの体験の仕方の基本パターンがキッチリと変化しなじみ定着するには時間がかかるものであり，そんなに簡単にすっかり変わりましたというわけにはいきません。また，感ドラマの場では明らかに大きく変化している人であっても，フロアではまったく変化が見られないという段階もあります。

Q　感ドラマは認知症の人以外にも効果がありますか？

A　本書で解説しているように，感ドラマはドラマを通してその人の体験の仕方を変えていく手法ですので，認知症以外の人にも効果があります。

感ドラマは，元々は失語症の人への言語療法の手段として開発されました。同時に自閉症の人，認知症の人，神経症の人，統合失調症寛解期の人，悩みを持つ青年期の人等，多様な対象に適用が試みられ，それぞれに効果が示されています。周りの人は皆敵であり自分の悪口を言っていると引きこもっていた青年が，バイトを始め，就職に至ったという事例もあります。

2　監督・サポーターについて

Q　監督に不適な人・向いている人というのはありますか？

A　最低限，監督には感ドラマの理論と実施目的の理解は必要です。想像力・創造力は高い方がよいと思います。しかし，特殊な要件というものはなく，誰にでもできるものであり，場数を踏んでいくことにより上手になっていきます。上手になるという意味は，たんに持っている引き出しの数を増やしていくだけではなく，Ａ＋Ｂという臨機応変な組み合わせ方やＡ×ＢによるＣという新しいものを創り出す創造力を，経験により身につけていくという意味です。

たしかに心理劇の監督に限らず，あらゆる対人援助職には適性というものがあり，持って生まれたセンス・感性のようなものが必要だと感じています。しかし，感ドラマは対人援助職本人の既存の枠組みを壊して潜在的能力を引き出す力があるように思いますので，入り口で立ち止まることなく実践されることを期待します。

Q　監督として，事前にその回のテーマや流れが思い浮かばないのですが，どうしたらよいですか？

A　とりあえず「今回はこんなことをやってみよう」という青写真を持って臨む方が気が楽です。しかし，それは参加者から何も出なかったとき・ドラマのテーマがうまく決まらなかったときの腹案にすぎず，実際は流れの中で決めていくことがほとんどです。一方，参加者の顔ぶれを思い浮かべて「あの人にはこんな体験が提供できるといいな」といったことに一切思いを寄せず何も考えずに，『ルーチンワーク』のように感ドラマに臨んではだめです。セラピストの意欲のなさは参加者にも伝わり，たぶんうまくいきません。トラブルはなくても，全体のノリが悪く，終了後の満足感も少ないものになってしまいます。テーマは固定的に考えない，しかし目的意識はしっかり持って臨む，これが監督の心構えだと思います。

Q　監督をやる前に「これをやろう」と思っていたのに，そう展開せず困ることが多いのですが。

A　参加者の自発性が発揮されてそうなったのであれば，むしろよいことです。そうではなく目的がうまくいかなかったのであれば，なぜうまくいかなかったのかを反省して次回に活かすようにしてください。

Q　監督をして，予想外のことに慌ててしまって柔軟に対応できませんでした。

A　初心の監督にとっては当たり前のことであり，たぶんそれは場数によって解決されます。たとえば，認知症の人の場合，「帰る」と言って席を立つことなどよくあることです。どういう引き留め方をするか・引き留めずにスタッフを一人付けて退出させるか等の対応は，相手や状況によって変わるものであり，一概にどうすべきという紋切り型の回答はできません。経験による臨機応変かつ適切な判断・対応が必要となります。慌ててしまい柔軟に対応できなかったあなたがいて，後に対応できるようになったとすれば，それがあなた自身の成長といえます。

Q　監督をやるとき，どうしても前回この人はこうであったと分析してしまうのですが。

A　分析という意味がよくわかりませんが，認知症等の参加者が前回こうであったと思い出すことは悪いことではないと思います。むしろ，その参加者の状態の流れを覚えていない方がセラピストとしておかしな話です。なお，参加者の発言や行動を精神分析的に分析してその意味づけをすることは，感ドラマにおいてはまったく必要ありません。

Q　サポーターの適性・役割は何ですか？

A　監督同様にとくに特殊な適性はありません。伝統的なサイコドラマの補助自我（第2章 p.38参照）のようにすべてをわかっていて，監督の手足のように動く必要もありません。感ドラマの目的を理解しておき，うまく進行させることを念頭に置いた上で，自分も楽しめばそれでよいと考えています。むしろ，サポーターは作為的に不自然に何かをしないことが大切であり，自分も『遊ぶ』ことが大切です。

Q　サポーターとして，監督から振ってもらわないとどう行動してよいかわかりません。

A　これも経験を積むことで解決することです。初心のうちは監督に振ってもらうのを待ってもよいと思いますが，流れに沿って自然に行動すればよいと思います。自分も『楽しむ』ことが大事です。

Q　サポーターとしてどうしても恥ずかしくてよいサポートができないのですが。

A　ある意味で，感ドラマに入ることは，退行が必要になります。見えない物が見えると言い，現実そのものではない設定の中で発言し行動することは，たぶん高度な教育を受けてこられた方には抵抗がある事態なのかもしれません。これも場数と言ってはなんですが，『遊び心』を発揮できる柔軟さの訓練だと思ってください。感ドラマ以外の場での被援助者とのやり取りも変わると思います。

Q　監督は途中で代わってはいけないのでしょうか？

A　おもしろい発想です。感ドラマならではの自由な発想だと思います。監督が初心者の場合に，ベテランが途中で監督的役割を採って行き詰まりを打開し，その後に元の監督に監督役を戻すということはあります。しかし，その回の監督はその人が責任を持って行うこと（監督は一人）が原則です。

3　構成について

Q　感ドラマはどのような場所で行うのがよいですか？

A　場所としては，できる場所で実施するしかありません。ただ，参加者以外の往来が頻繁な場所は不適切です。これまでの実施場所としては，病院や施設の娯楽室・サンルーム・広めの会議室等をクローズドして実施してきました。

Q　１回の感ドラマで展開する場面の数はいくつぐらいが適当ですか？

A　感ドラマでは感ドラマ自体を一つの「場」と考えています。感ドラマという「場」における「場面」とは大きな「場面のくくり」を指します。「桜の木の下で花見の宴を行って楽しむ」のようなことが一つの「場面」です。当然，その中にお弁当を広げるとかビールをつぎあうのような小さな場面は無数に含まれます。花見の宴を行っていると「やくざがやってきて場所を譲れと脅しをかけてきたので対応する」となると別の「場面」に展開したと定義します。

臨機応変ですが，あまりたくさんの場面展開を行うことは希です。場面展開は，基本的には多くても３～４場面ぐらいの展開となります。たとえば，温泉に行くというドラマの場合，乗り物に乗って出発し，温泉地に到着，温泉街，旅館に到着，旅館の部屋，お風呂，食事，散歩，旅館を出立，観光，乗り物に乗って帰宅等の場面を最初から最後まで行う必要はありません。いきなり「さあ，皆さんは旅館に到着しお部屋でくつろいでいます。お風呂を先にするか，ご飯を先に食べるか，どっちにしようかなと思っています」などと途中から始めてもかまわないし，夕食を食べた時点で終了してもかまいません。

Q　実施頻度はどれくらいですか？

A　参加者の状態像・参加させる目的・実施環境等その他の条件によって変わります。週２回参加させて10回体験させて効果をみたこともありますし，次回参加までに数カ月空けたこともあります。認知症高齢者は忘れるということはなく，無意識領域ではちゃんと覚えていますので，月に１回程度が基本と考えていただいて結構です。

Q　治療目的に応じて実施頻度を決めないのですか？

A　そこが感ドラマの感ドラマたる特徴なのですが，感ドラマの場というのは現実生活の場の一つという位置づけです。したがって，他の心理療法のように定期的に行う必要性はかならずしもありません。旅行は我々にとって非日常の場としての一定の心理的効果を持っていますが，かならずしも定期的に旅行に行くわけではないことと同様です。回数を決めて定期的に実施するブリーフサイコセラピーとしても活用できますし，ときどき不定期に顔を出すという場としても活用できます。

Q　ウォーミングアップはかならず実施するものですか？

A　感ドラマでは，ウォーミングアップを行わないこともけっこうあります。とくに感ドラマに慣れた参加者だけで実施する場合は，いきなりドラマに入ることも多いです。それは，一般的な心理劇に対して，ウォーミングアップで心理的緊張をほぐす必要性が薄いことと，心理的問題をテーマにするのではなく一般生活をテーマにするという感ドラマの特徴が理由です。

ただし，いきなり「今日は何をしましょうか？」で始めるよりも，電話ごっこのようなショートドラマのウォーミングアップを行うことで，本番への流れが作りやすくなることはあります。

Q　大道具・小道具を使った方が華やぐのではないでしょうか？

A　じつは，試みとして大道具・小道具を頑張って作成・用意して使用したこともあります。結果としては，まったく不要であり，むしろ邪魔になります。比較のためにという実験的な試みではありましたが，ばかなことをしたと反省しています。感ドラマは，心理劇であり，参加者のイメージを展開していくドラマです。そのときに，実際に大道具・小道具があるとイメージの展開を邪魔します。見えない物があたかも目の前に見えるようにイメージしつつドラマが展開されますので，いかにもお芝居であると感じられるような大道具やそれだけが実物である小道具を渡されたりすると，むしろ現実感が低下します。感ドラマは，パイプ椅子以外の道具は一切必要ありません。

Q　対象者は大勢いるので大人数で実施したいのですが無理ですか？

A　これもいろいろやってみました。健常者であれば監督１人に参加者10人ぐらいでもまったく可能であり感ドラマのワークショップではそのように実施していますが，認知症の人の場合は３人程度（スタッフを含めて５～６人）がベストかなと思っています。状態像によっては，マンツーマンで実施することもありますが，セラピストとのマンツーマンでは参加者同士の相互作用による『意外な展開』は望めません。一方，感ドラマでは観客を設定せずに全員参加で行いますので，認知症の人が５人以上のグループになると浮いてしまう人がでたり，２グループに分裂して話をし始めるようなことが生じますので，やれないことはありませんが難しいです。

Q　スタッフは何人ぐらい入るのがベストですか？

A　監督にとって，監督以外に最低サポーター１名はいた方が便利です。ただ，あまりにサポーターが多すぎても威圧感・違和感が生じますので，認知症がある参加者と同数が一応の上限です。認知症がある参加者の状態像に応じて（サポートの必要性に応じて）サポーターの人数を考えるとよいと思います。輪になって座るときは，認知症の人とサポーターが交互に座るとよいと思います。

Q　一人の認知症者に何回ぐらい実施して終結するのでしょうか？終結の仕方はどうしますか？

A　在宅高齢者が通院・通所してくる場合は実施回数を決めやすいのですが，入院・入所あるいはデイサービス・デイケアのように終わりがなく通所してくる場合は終結という行為はきわめて難しいです。しかし，スタッフ側の対応能力にも限界がありますので，軽快した人は大人数で実施している他のアクティビティへの参加を以て感ドラマへの参加を終了することもあります。感ドラマへの参加が生きがいになっているような人には，間隔を空けつつも長期に渡り継続して参加させているのが実情です。

4　テーマについて

Q　このテーマはこの心理的改善のためという対応関係はないのですか？

A　運動会のようなアクティブなテーマ，温泉に浸ることのようなしっとり落ち着いたテーマといった区別はありますが，心理的改善と１対１に対応したテーマというのは考えていません。

Q　扱わない方がよいテーマはありますか？

A　心理的負担を与えないこと・傷つけないこと等を考慮しての常識的判断が行えればよいと思います。葬式や事故死をテーマとして実施したことはありませんし，家族が認知症になって介護に苦労しているというテーマを実施したこともありません。

参加者が医者になり，サポーターが看護師，残りの参加者が病人になって症状を訴え，医者役の参加者が診断・治療を行うというドラマは行ったことがあります。病人役の参加者が「あたしは頭がおかしくなって困っています」という症状を訴えてドキッとしましたが，医者役の参加者が「どれ」と胸と背中に聴診器を当てる仕草をして「あー，これは食べ過ぎ！」と診断し，「頭が治りますか？」「あー，すぐ治る」というやりとりで大笑いのうちに終了しました。

Q　感ドラマにおける心身の安全マージン（限界まで追いつめないための余裕・ゆとり）はどのようにお考えですか？

A　本書で解説しているように感ドラマが扱うテーマはそれ自体に危険性はほとんどありません。もちろん，人によって価値観は異なりますし，性格も心理的余裕も異なります。参加者の心身の安全を守ることは援助者にとって必須ですので，セーフティマージンは余裕を持って設定し参加者を追い込みすぎない・課題を突きつけすぎないことが大切です。転倒等の身体的安全に気を配ることも当然行います。

Q　認知症の参加者がとんでもないテーマを言い出したときはどうすればよいですか？

A　参加者の提案にはできるだけ乗ります。しかし，コントロールしていないように感じさせつつも，監督・サポーターは場をコントロールするのが役目です。復讐のために人を殺しに行くといったあまりにもとんでもないテーマであれば，上手に話題を逸らす技術も必要です。それが宇宙旅行に行くといったテーマであれば，工夫して実施することはできます。

Q　特定の人のためのテーマ設定はしないのですか？

A　緊急性が高くどうしてもこの人にアプローチをという場合以外は，特定の人のためのテーマ設定はしません。全員がドラマの主役なので皆が楽しめるテーマにします。

Q　本当に筋書きがなくてもできるのですか？

A　筋書きがないことが心理劇の特徴です。もちろん，感ドラマも筋書きなしに展開します。筋書きがあるとむしろうまくいかないと考えてください。感ドラマにおいては，楽しめる場を作れば参加者は乗って自然と展開していくことが多いです。

5　進行上の課題について

Q　全員を参加させなければいけないのですか？今回は観客に徹するという参加の仕方はだめなのですか？

A　感ドラマは全員参加が原則です。観客に終始するという参加形態はありません。参加者の状態像によっては今回はドラマに入れないだろうなと思われることもあります。その場合であっても，一応は役割を与えて参加させ，反応が期待できそうな場面でスポットライトを当ててみるといった働きかけを試みます。

Q　この人はこれが苦手とわかっているのにその役や展開を無理強いしてもよいのでしょうか？

A　無理強いはしません。感ドラマの基本は場を楽しむことです。ただ，感ドラマはセラピーですから，過剰な負担にならない程度に苦手・不得手なことにもトライさせてみることは当然あります。

Q　自己決定や自発性をうながす工夫はどうすればよいですか？

A　スポットライトの当て方，監督のナレーション，横に付いたサポーターのささやき・促し，監督・サポーターのドラマへの参加等で工夫しています。

Q　認知症である参加者個々人にその人の課題があると思いますが，それをどの程度やらせることを意図するのですか？

A　感ドラマでは参加者を追い込むことは一切しませんので，参加者個々人の課題については頭にある程度でよく，負担をかけすぎない程度の乗り越え課題としてドラマ展開の流れの中で少し盛り込むこともあるぐらいです。感ドラマでは，感ドラマを一つの生活の場と位置づけ，その中でのあくまで自然な行動を通して心理的変化を促し，人生というドラマの主人公としての要素を再獲得していくことを目指しています。

Q　イメージのさせ方がよくわからないのですが。

A　本書の解説や事例を参考にしてください。少し暗示的にナレーションを行う方が場面イメージは湧き上がりやすいと思います。「遠くに山が見えますか？」と言うより「ほら，遠くに山が見えます！」と断言する方が『見えます』。

Q　流れが止まり展開していかないとき，参加者が乗らないとき，間が空いたときは，どうしたらよいですか？

A　間が空いてはいけないと思わないことです。監督やサポーターはテンポのよさも大切ですが，待つという姿勢も大切です。参加者の自発性が大事です。一方，経験による引き出しがたくさんできれば，そのような事態における切り抜け方も豊富に用意でき，うまく誘導できるようになります。

Q　自分も楽しめと言われますが，セラピストが楽しむというのは倫理的に問題があるように思います。

A　自分が楽しいときは8割方は相手も楽しいと思ってよいです。セラピストは楽しんではいけないというルールがあると思っておられるのであれば，まずは自分を縛っているその枠組みを壊してください。もちろん，自分だけ大はしゃぎして参加者は白けているとしたら，それはもう技術的問題ではなく資質の問題ではないでしょうか。

Q 監督は場が盛り上がっていても終了することはありますか？

A ありります。切ることができず延々とだらだらと続くということはあってはなりません。盛り上がっていても次の場面に展開をした方がよいと判断するとき，このまま楽しい雰囲気で終了した方がよいと判断するとき，そのようなときは遠慮なくパンと手を叩いてその場面を終了します。どこで切るのか・どこまで引っ張るのか，もう一つ展開させるのか・ここで終了するのか，それはもう経験に基づく監督のスキルといえます。

Q 遅れてきた人の飛び入りはOKですか？

A 不可です。感ドラマは全体の雰囲気を重視しますので遅刻による途中参加は原則として認めません。

Q 人間以外になってもよいものですか？

A 第4章でも「猫とネズミ」のセッションを紹介しましたが，「狐と狸の化かし合い」などもけっこうおもしろいです。宇宙人というのもアリです。

Q 集団が2つに割れたときはどうしますか？

A 感ドラマは，原則として2つに割れるほどの大人数では実施しません。しかし，一人浮いている人が発生することはあります。そのようなとき，監督はそのまま様子を見るか場面展開等をしてスポットライトを当ててみるか等の判断をします。

Q　感ドラマの実施中に参加者に拒否が見られたときはどうすればよいですか？

A　実施中の拒否については臨機応変に対応しますが，監督・サポーターの心得としては『慌てない』ことです。

Q　参加者が泣いてしまったり，怒ってしまったときはどうしますか？

A　基本的には，感ドラマでは悲しくて泣くような場面にもっていくことはしません。なぜ泣いているのかにもよりますが，泣くこと自体は一つのカタルシスになりますので，ドラマを中断して妙な慰め方をする必要はありません。上手にドラマを展開して気持ちを切り替えさせるようにします。怒りに対しては，参加者同士の喧嘩になるような展開にはそもそももっていかないようにします。一方，ドラマの展開ではなく，ある参加者が認知症ゆえに場を乱すようなおかしな発言をすることに別の参加者が腹を立て「あんたは出て行け！」「馬鹿が馬鹿なことを言っている」等の発言をすることはあります。そこはスタッフがうまく取り繕うほかないように思います。

Q　シェアリングで言語化不能な『いい感じ』を消さない（第２章 p.50 参照）とはどういうことですか？

A　雰囲気，漠然とした感覚，そのようなものは言語化せずにそのままにしておいた方がよいという意味です。「ああ，結局あなたはお金持ちになれて満足したのですね」と総括して言語化してしまうと消えてしまう言語化不能な『いい感じ』というものがあります。学会発表でもせっかくなんとなくよい雰囲気で会場のそれぞれが充実感を感じているのに，助言者・コメンテーターがまとめの総括をしたために台無しになることがよくあります。

6　実施環境について

Q　現場で新しく感ドラマを導入する際は，経験者の指導がなければ危険ですか？

A　正統派サイコドラマやいわゆる心理劇はきちんとした研修を受ける必要があります。感ドラマに関しても経験者の指導を受けてから実施するに越したことはありませんが，セラピストとしての基本ができている人であれば本書を読んで試しに実施してみても危険ということはないと思われます。心理療法に関する基礎的な知識があり感ドラマの理論から外れなければ，むしろ，参加者の心身の安全を確保した上で，固定化していない視点で感ドラマを実施し，開発・報告していただきたいと思います。

Q　現場で感ドラマを始めるためには，まず何からすればよいですか？

A　場所の確保と周囲の理解の確保だと思います。何事も新しいことを始める際には，出る杭は打たれる的なことがあります。実施スタッフの理解だけでなく，実施しない組織スタッフの理解・協力を取りつけることがじつは一番大事だと思います。

Q　サポーターの訓練・練習は必要ですか？

A　十分に慣れた集団の中にまったくの初心者が一人入る場合は，実践しながら学習してもらうという形でよいと思います。指導者が一人いるだけ，あるいは本書を読んでやってみようかと思うが経験者ゼロという場合は，流れを掴むためにもスタッフだけで少し練習をしてから臨んだ方がよいと思います。

Q　非協力的な職員を巻き込んでいくにはどうしたらよいですか？

A　体験すればおもしろさをわかってもらえると思います。学者とは違って，現場職員はこれは有効と感じればこれまでの態度を変えてくれることが多いです。それでも，温度差というものはどこにでもあることですし，何か別の事情があることもありますので，嫌だと言う職員に対しては無理強いしない方がよいと思います。

Q　在宅の認知症高齢者でも実施可能ですか？

A　もちろん，在宅高齢者へのデイサービス等でも実施可能です。公民館等の場所を確保すれば，公的サービス以外にも実施可能です。

7　他の心理劇との違い等について

Q　感ドラマの『感』って何ですか？

A　人間の心理状態には，言語・論理に指向した『知指向』と感覚・感情に指向した『感指向』の状態を両極にしたベクトルがあると想定しています。感ドラマは，多くの心理的に苦しんでいる状態とは，知的にとらわれがあり無意識領域での感覚・感情に歪みが生じている状態であると考え，知的にわかることではなく感覚・感情的に安心・安定し柔軟に気持ちが動くしなやかな心理状態の創造を目指しています。『無考感受』とは，言葉を捨てて感に指向し感覚的に受け止め反応する心的状態を指します（第２章 p.32参照）。感ドラマの『感』はそのような意味だと思ってください。

Q　なぜ主人公と主役を使い分けるのですか？

A　感ドラマでは，『人生の主人公』と『感ドラマにおける主役』を区別しています。特定の主役のための特殊テーマでドラマを行わず，皆が場を楽しんで生きる中で各人の人生の主人公として欠けている部分を補充するというのが感ドラマ独自の発想です。感ドラマでは主役を決めず，そのときスポットライトが当たっている人がドラマの『主役』となり，当たっていなくてもその人にとっては自分が終始『主人公』です。

Q　感ドラマは元々は失語症療法用の手法だそうですが。

A　感ドラマは，1980年代初頭にE－CAT（Experience-Centered Aphasia Therapy：体験を中心とする失語症療法）の主たる手法としてスタートしました（第２章 p.21参照）。失語症者に対しては，言葉は再度覚えさせるものでも考えながら出させるものでもないと考え，言葉の源となる『思い』と『前言語的イメージ』の形成を重視した結果，絵カード等を使用した言語訓練ではなく気持ちが動くドラマの必要性に至りました。ドラマの手法としては，『成瀬悟策式のサイコドラマ』が感ドラマの原型といえます。

Q　心理的な問題に直面させずに心理療法になるのですか？

A　一般的な心理劇との大きな違いはそこにあります。感ドラマという『場に生きる体験』で欠けている要素が補充されていくという発想です。その背景には動作理論があり，表面化している内容ではなくその人の体験の仕方の基本パターンそのものに働きかけるという動作理論に基づいているため，感ドラマでは参加者の問題となっていることの内容は一切取り上げません。

Q　感ドラマ独自といえる終わり方・進め方はあるのですか？

A「ああ楽しかった」と終わることが，他の心理劇との大きな違いだと思います。

Q　どこが動作理論に基づく心理劇なのか今ひとつわからないのですが。

A　動作理論によるそのものズバリの心理療法は動作法ですが，動作理論は普遍性のある心理学理論であり，今後は動作法以外の心理療法への適用が進められていくべきと考えています。感ドラマについても，どこがどう動作理論に基づいているのかはさらに検討されるべきですが，現時点では以下のように考えています。

無意識領域における体験の仕方の基本パターンが変わらないと，

真の意味での心理的安定やよい意味での心理的活性化はしないというのが動作理論です。実際，意識領域で知的に洞察しても無意識領域における体験の仕方の基本パターンまで変わらなかった場合は揺り返しも大きく，生まれ変わった気分になっても結局元に戻ることが多く見られます。動作理論では，その人の無意識領域における体験の仕方の基本パターンそのものをターゲットにしており，その変化を狙っています。そこに届く働きかけを行います。動作法ではからだの動かし方・姿勢づくり・筋緊張の具合への対応等を通して，その人の体験の仕方の基本パターンの変更を狙います。感ドラマではドラマという場における体験を通してそれを狙います。すなわち，感ドラマも動作法同様に，動作や行動に現れている無意識領域における体験の仕方の基本パターンの歪み・不具合を，意識領域における本人の動作や行動の修正努力プロセスにダイレクトに働きかけることによって変えるという動作理論に基づくと考えています。しなやかな「心の軸」作りという視点も同様です（第2章 p.18参照）。

Q　認知症高齢者への心理劇の適用は感ドラマが最初ですか？最初に適用したのは誰ですか？

A　たぶん認知症高齢者に心理劇を適用したのは，世界でも感ドラマが最初だと思います。E-CAT 自体は失語症高齢者用に開発されたことは先述の通りであり，鬱状態で言葉が出ない認知症高齢者にも適用したことはありますが，あくまで言語療法としての適用でした。認知症高齢者に認知症ゆえの問題の解決を目的として本格的に適用したのは，現在琉球大学教授の古川卓先生が最初です。認知症高齢者向けの心理劇として技術的にも彼が高めました。したがって，感ドラマの『認知症高齢者への適用の祖』は古川先生です。

Q　感ドラマは私が学んだ心理劇とはまったく別物であり，心理劇とは言えないのではないでしょうか？

A　それは心理劇の定義次第です。技術面ではいわゆるサイコドラマの手法を援用していますが，理論・目的・技法的に大きく異なるため，感ドラマをサイコドラマであると言えば正統派サイコドラマの実施者たちからは批判が出ると思います。一方，我が国における心理劇については拡大的解釈がなされており，あらゆるサイコドラマ的ドラマを内包する概念となりました。E－CATとして感ドラマがスタートした1980～90年ごろには，こんなものは田舎芝居であり心理劇ではないと言われたこともありましたが，今では一応心理劇の仲間入りをしているという現状です。

Q　感ドラマにおいてもカタルシスはあり，洞察もあると思いますが。

A　カタルシスはあります。でもそれを目的とはしていません。洞察も伴うことがあるかもしれません。でもそれを目的とはしていません。

Q　洞察を否定するのですか？

A　意識と無意識はデジタルに二分できるものではなく，「明瞭

言語意識 修正が必要な場合や思考が必要な場合は言語化して意識する 体感意識 感覚的認知・非言語的モニタリングを行っている	意識領域
無意識 言動は無意識領域の体験の仕方に従って遂行される	無意識領域

図 4　意識と無意識の中島モデル

な意識→ぼんやりとした意識→意識に上げることができる無意識→意識に上げることは難しい無意識」といった連続性があると考えられます。しかし，図 4 のように便宜的に二分し，意識領域をさらに言語意識と体感意識（感覚意識）に分けることにします。人の行動（言動）の遂行はほぼ無意識領域の体験の仕方（活動の仕方）に従って遂行されており，通常は意識領域における非言語的な体感意識によってモニタリングされ，修正が必要であったり思考が必要な場合には言語意識化すると考えられます。行動の遂行に関わる体験の仕方（活動の仕方）は，無意識領域にあり，意識せずにそうしてしまう・意識してもなかなか変えられないものです。

ここで，認知症の人の行動の変化・行動の背景にある心理的変化について考えてみます。認知症の人の多くは 5 分前のことも完全に忘れてしまいます。したがって，「ああ，そうだったんだ」「そうしなくてもいいんだ」等の気づきや洞察があったとしてもすぐに完全に忘れてしまいます。意識領域における知的・言語的な記憶はすぐになくなるわけです。ところが，動作法や感ドラマによって，不安定な状態にあった認知症の人が安定し前向きな行動を見せるようになります。また，生後6カ月の赤ちゃんに動作法を実施すると行動が変わります。これはどういうことなのでしょうか？意識領域での気づきがすぐに消えても，あるいは気づきなどなくても，無意識領域の体験の仕方（活動の仕方）が変われば人は変わるという証拠だと思われます。すなわち，本質的な心理的・行動的変化にとって大切なのは意識領域の気づき（言語意識）ではないと考察できます。

洞察を否定するわけではありませんが，洞察が無意識領域の体験の仕方（活動の仕方）にまで大きな影響を与えた場合のみ人は本質的に変わり得るのであって，与えた影響が少ない場合は生まれ変わった気になってもすぐに元に戻ってしまうのが実際です。セラピーの手法は星の数ほどありますが，結局は，手段はどうであれ，どれほど無意識領域の体験の仕方（活動の仕方）に影響を及ぼし得るかが決め手だと感じています。

このように，人の言動が本質的に変わるのは無意識領域の体験の仕方（活動の仕方）が変化することによってであると考えていますが，無意識領域の体験の仕方（活動の仕方）の変化によって体感意識が変わる（非言語的な認知が変わる）ことの意味が大きいと考えています。

Q　感ドラマにおいても認知症の人の人間関係（対人関係）の改善は目標となるように思いますが。

A　動作理論においては，対人関係の変化はたんなる『結果』という位置づけをしています。感ドラマを行うことによって参加者の対人関係はよい方向に変化します。しかしそれは，人生の主人公としてのしっかりとした自己像・自己存在感の確立をベースとした『無意識領域における体験の仕方のその人が持つ基本的パターンの変化』による結果としての対人認知や対人行動等の各個変化であり，参加者間の対人関係の構築を狙いとした特別な働きかけを行うことはしません。

一方，主人公理論における複数の場を持つという意味（第２章 p.32参照）をふまえて，構成メンバーを変えて異なる対人交流の場とすることは実施しています。でもそれは，対人関係の改善を直接的な目的としているのとは異なります。

Q　感ドラマの効果の特徴を一言で言えば何ですか？

A　認知症の人がよく笑うようになる・心からの笑顔を見せるようになる，これが一番の効果であり大事なことだと思っています。心からの笑顔を見せるということは，自分に自信があるということであり，他者を思いやれる余裕があるということだと考えています。

なお，感ドラマには『変身願望』を満たす効果があります。コスプレや女装等は『見た目の変身』ですが，感ドラマはそのような物を使わないため見た目の変身はできません。しかし，『社長になって行動する』のようなことはコスプレ・女装ではできないことであり，『行動上の変身』の自由度が高いといえます。感ドラマ以外の心理劇は本人の課題を解決することが目的なので，変身を『楽しむ』効果はあまりありません。本書では認知症の人への感ドラマを紹介しましたが，感ドラマはストレスの多い現代人に広く活用できる可能性を秘めているかもしれません。

Q　感ドラマは現実の一つの場と定義しておられますが，現実とはやはり違うのではないですか？

A　認知症高齢者であっても感ドラマの世界が虚構の世界であることは認識しています。参加者が現実ではないと思っていてもまったくかまいません。たとえば，ディズニーランドも虚構の世界ですし，社長でもないのに社長と呼ばれておだてられるキャバレーも虚構の世界です。日本人がヨーロッパに観光旅行に行ってそこが日常生活の場であると認知する人はいません。それでもそれらは現実の場であり，現実生活における一つの場として機能しています。感ドラマも同様であると定義できます。

Q　感ドラマは回想法の手段として使えるのではありませんか？

A　感ドラマにおいて回想の効果は見られます。回想法の手段としての発展もあるかもしれません。しかし，感ドラマは『今，ここ』の現実の場であることを重視しており，実際にあった過去の回想をテーマにする等，回想に主眼を置くことは考えていません。

Q　レクリエーションとして実施可能ですか？

A　感ドラマは一つの技法であって，対象を限定するものではありません。レクリエーションとして使用する対象があってもよいかと思います。ただし，認知症高齢者に実施する際には，あくまで心理療法として認知症高齢者の心理的状態の改善を目的としており，参加者の状態像の把握と改善目標の立案，毎回終了後のケア会議の実施等，サイコセラピーとしての形式をきちんと採っています。そのような意味では，たんなるレクリエーションではありません。

Q　感ドラマは，リアリティ・オリエンテーションやスキル再獲得の手段として使えるのではないでしょうか？

A　感ドラマは，動作法同様に無意識領域の体験の仕方を変容させることを目的としています。したがって，認知症の人に日時や場所等を覚えさせることやSST（ソーシャル・スキル・トレーニング）として使うことは考えていません。

Q　サイコドラマ技法の『ミラー』で自分のおかしさに気づかせてはどうでしょうか？

A　感ドラマは『ミラー（主役の話し方や態度そのままに他者が演じてみせ，自分の言動を鏡を見るように認知させる心理劇の技法)』で自分のおかしさに気づくことはさせません（第２章 p.48参照）。認知症の人ですから，おかしな言動はよく見られます。しかし，それを指摘することも一切しません。おかしさに気づけば変わるわけではないからです。感ドラマはあくまで『できる自分』と対面する場であり，『おかしな自分』と対面するための場ではありません。

サイコセラピストの中には心理劇が嫌いという人がいますが，嫌いな理由として自分が研修として心理劇を受講して嫌な気分が残ったまま帰ったことがあるからという意見が多く聞かれます。明確な拒絶反応を示す人もいます。自分の問題やおかしさに気づくということはけっこう大変なことであり，強さが必要であると思います。認知症の人にそれを求め，それで何かがよい方向に変わるとは思っていません。

Q　通常の心理劇で行うような気持ちを動作や姿勢で示させたり，他人の背中から何かを読み取るようなこともおもしろいと思いますが。

A　感ドラマではそのような認知操作的なこと・作為的なことはしません。感ドラマで参加者が行う動作は『自然な動作』であり，気持ちを動作で表現するような操作は，感ドラマが準拠する理論からも必要がないことです。感ドラマは心理療法ですが，心理療法的な匂いは持たない心理療法を目指しています。

Q　気づきは大事であり，シェアリングはそこに重点を置くべきではありませんか？

A　そもそも感ドラマは，参加者に自己覚知や洞察させることを目的としていません。

気づき，洞察，すなわち体験の『言語化』は，西洋心理療法では大変重視しています。しかし，言語化することは，記号化することであり『漠然と感じている言語化不能なイメージの集合体』を消し去ってしまう負の効果があると思っています。言葉にはできないけど『なんだかいい感じ』，そのようなものを感ドラマでは重視しますし（p.169参照），無意識領域にある体験の仕方（活動の仕方）に強い影響を与えるのは記号化された言葉ではなく『体感』であると考えていることに特徴があります。そのような意味で，感ドラマは『無考感受の心理療法』といえます（p.172参照）。

Q　感ドラマは楽しければよいのですか？

A　感ドラマは楽しくなければ感ドラマではありません。しかし，参加者が楽しいことは必要条件ですが十分条件ではありません。たんに楽しければよいわけではなく，そこで参加者がどのような体験をするか・それがどのような心理的変化につながるかが大切です。

Q　感ドラマの一つの効果として，リラックス効果があるように思いますが。

A　そもそも動作理論では，プロセスにおける心理的活動と変化を重視しており，リラックスすることは重視していません。結果的にリラックス効果はありますが，いわゆる脱力（筋肉が弛むこと・弛んだ結果としての心的緊張の緩和）だけを目的とした一般的リラクセイション手法とはまったく異なります。

感ドラマにおいても結果的にリラックスは得られますが，それは全身を脱力したリラックスではありません。動作法におけるリラックスは体軸をまっすぐに立てる力を入れるリラックスであり，その体軸は折れ曲がらず「しなり」を持った軸です。同様に，感ドラマにおいても，フニャフニャした脱力感を形成するのではなく，困難に立ち向かうための一本芯が通った『生き方の姿勢作り』・『心の軸作り』をします。不必要な緊張は抜きますが，生き方としての軸はきちんと形成します。

なお，今，球体イメージ法というリラクセイション法を開発しています。これは，リラクセイション自体を目的とした手法です。実際の筋緊張として目一杯力を入れた状態と抜いた状態および微調整の手法を学習した後に，膨らんだり縮んだり形を変えたりする球体をイメージして身体の各所を最適な緊張状態にします。最適とはゼロではなくもっとも適した緊張状態のことです。随伴する不必要な緊張は可能な限り抜きますが，ターゲット部位において球体イメージを膨らませて緊張させた上で『最適緊張』に調整します。すなわち，全身状態としては必要な部位には最適な力を入れて，困難に立ち向かう姿勢を作る手法です。これも動作法ではありませんが，動作理論に基づくリラクセイション法と考えています。

Q　ドラマをすることの意義がよくわかりません。認知症の人になぜあえてこのような難しいことをさせるのですか？

A　我々は認知症の人にとって感ドラマはそう難しいとは思わず実施しておりますが，認知症の人がボーッと座っているだけの状態を気持ちよく座っていると捉える人であれば，認知症の人にそれなりの負担をかけて気持ちにさざ波を立てるような働きかけをなぜするのかという疑問は生じると思います。

認知症高齢者のケアでは，『その人らしく』や『寄り添うケア』が理念・技法とされています。それらは結構なことですが，現実には援助者が何もしないで手抜きをする言い訳に使用されている実態もあります。認知症高齢者グループホームで鬱状態でじっとソファに座っている高齢者の横に座っているだけの職員に，何をしているのかを尋ねると，「寄り添っています」という返事が返ってきました。それは，寄り添うことの意味を取り違えており，何もせず放置することが自由を与えていることになる訳でもありません。真の意味でその人らしさを引き出し，その人の生き方に寄り添うためには，初期に少々抵抗があったとしても安定とよい意味での活性化を引き出す働きかけが必要と考えます。感ドラマは，そのための一つの手法です。

一方，さまざまな働きかけを行っているセラピスト・研究者であって「認知症の人と心理劇をする意義が疑問」「実施は無理」とおっしゃる方もいます。伝統的心理劇（正統派サイコドラマ）だけを心理劇としてイメージされているのであればたしかにそうかもしれませんが，視野が狭いといえます。認知症の人の能力はそうおっしゃる人の思っている以上に高いと回答したいと思います。

おわりに

当院は1983年に所沢市に開設し本年32年目を迎えた病院です。運営後まもなく創設者である小濱卓司先生が従来の病院スタッフによる診療の限界を実感し，ライフセラピスト（life therapist；以下 LT と略す）という職種を設置し業務を始めました。その診療の限界は，患者さんの環境の変化によって生じる生活の隙間にありました。入院されるまでの仕事，趣味などの生活歴や環境因は患者さんごとに多種多様なため，入院前とまったく異なる病院という画一的で閉鎖的な環境，限られた人間関係におかれた患者さんは心の安定を満たすことはできないというものでした。

「一方的になりがちなスタッフと患者さん，スタッフ間，家族とスタッフ，そして患者さん同士のコミュニケーションを図り，それぞれの隙間を埋める部門が必要不可欠である」

そのような理念に基づき，患者さんの入院生活においてこれまでの生活と大きく隔たりのないように少しでも穏やかに心が癒されるように，という目的でその働きかけを行なう部門を作り病院業務の中に取り入れることになりました。

心理・福祉・芸術などの専攻を修した者が集まり，企画，検討を重ねいろいろな働きかけを模索しながら実施してきました。実際の業務内容は多岐に渡り，一対一で行なう個人プログラムと集団で行なうものがあります。患者さんのそれまでの生活の一部

(生活習慣，趣味，仕事など）を入院生活のどこかと結びつけることで，より生き生きと充実したその人らしい毎日を送っていただく活動となっています。具体的には書道・絵画・俳句作り・生け花・編み物・化粧・コラージュ作り・将棋・囲碁・コーラス・楽器演奏・手足浴・買物などがあげられます。

そのようなプログラムを進めていく中で，2000年より中島先生のご指導により臨床動作法を患者さんに提供できるようになりました。動作法は「動作」からクライエント（病院では患者さん）の心的問題を把握し，「動作」に働きかけることによって，からだの持ち主である主体に働きかけ，動作を変容させていく体験を通して心の主体的な活動の仕方の変容につなげる心理療法である，と言われています。この動作法は言語でのやりとりを必須としないので，当院に入院されている失語症，認知症の方や寝たきりの患者さんにもアプローチできる利点があります。からだを通した現実的なやりとりを重ねることにより，表情がはっきりし活気を示されたり，しっかり目を合わせるようになったり，会話が成り立つようになるなど，不確かな自分の存在から確かな自分への変化を実感されたり，自分の世界と現実とのずれの中で自分と他者との関係の繋がりを見いだそうとする変化が認められます。したがって，この療法は患者さんの生活の活性化のみならず，生活のしづらさを軽減する一助になっているものと考えられています。

そして中島先生とLTの新たな取り組みである感ドラマを2009年から当院に導入しました。からだそのものを素材にした動作法を発展させ，ドラマでの行動を素材にして無意識領域にある本人の活動の仕方を変えていくことをサポートする動作理論に基づく心理劇にするという工夫がなされています。対象となる患者さんは言語でのやりとりが可能な方となりますが，本文の中で具体的に事例が記述されているように，多くの症例で自発語や患者さん同士のやりとりが増えたり，場合によってはドラマの世界を楽しみその展開を変えていく体験が認められています。この事実は，ドラマの場での体験が本人の活動量や活動内容の変化に結びついていることを表しているものと考えられます。

以上の経緯からわかるように，入院生活の隙間を埋める目的で始められた当院のLTの活動は，認知機能障害を認める患者さんにおいても自己存在感を実現し，現実感を取り戻し，他者と一緒に物事を進めていこうとする場の提供へと変遷を遂げてきました。受動的で閉塞感の否めない入院生活を，能動的で個性を発揮できる活力のある生活の場へ変化させていく様子が患者さんから見受けられることは，私たちスタッフ一同の大きな喜びといえます。動作法や感ドラマのさらなる技法的な発展・充実はもとより，認知機能障害のある方々への有効な支援手段として世の中に広がり，どのような疾病があっても笑顔と活力のある生活ができる環境が整えられることを期待して止まないのも私の率直な願望であることを添えて筆を置かせていただきます。

平成27年7月

医療法人清和会　新所沢清和病院

病院長　小室裕一

参考文献

クレイトン，M.・カーター，P.　松本功（訳）　2013　いのちのサイコドラマ　群馬病院出版会

古川卓　1994　中高齢障害者のグループセッション——対人交流の促進を目的とした心理劇的場面構成の試み　西日本心理劇学会，**18**(2)，11-20.

古川卓　1997　痴呆性高齢者への心理劇適用の可能性について——老人保健施設における試み　心理劇研究，**20**(2)，22-30.

古川卓　1998　言語および身体的な障害を持った高齢者に対する心理劇適用の試み　再活心理研究，韓国再活心理学会，**5**(1)，21-28.

古川卓　2000　心理劇のはじめ方・おわり方——Ⅳ 実践における手続きの広がりについて　心理劇，**5**(1)，20-25.

古川卓　2003　ロールプレイングと社会的スキル　教育と医学，**604**，28-35.

古川卓　2005　サイコドラマ対象の現在——認知症患者への適用　高良聖（編）　現代のエスプリ No.459.　サイコドラマの現在　至文堂　pp. 104-114.

古川卓　2006　心理劇における劇化のあり方をめぐって（高齢者領域）　心理劇研究，**29**(1)，10-13.

古川卓　2010　老人病院・施設におけるロール・プレイング　臨床心理学，**10**(3)，354-358.

ゴールドマン，E.E.・モリソン，D.S.　高良聖（訳）　2003　サイコドラマ——その体験と過程　金剛出版

針塚進　1993　高齢障害者と自閉性障害者の情動活性化に向けた心理劇の意義　九州大学教育学部紀要, **38**(1), 89-95.

針塚進　2003　心理劇における個人と集団による体験的現実性　心理劇研究, **8**(1), 9-12.

長谷川行雄ほか　1986　心理劇の実際　金剛出版

一ノ瀬有紗　2004　軽度痴呆性高齢者間の対人交流を形成する援助——心理劇的場面における役割演技への援助　心理劇研究, **27**(2), 21-31.

一ノ瀬有紗　2006　状況認知に困難を示す認知症高齢者同士の対人交流をねらいとした心理劇的場面における援助的介入——過去の経験を活かした役割設定がもたらす役割意識の活性化　心理劇研究, **29**(1), 73-84.

磯田雄二郎　2013　サイコドラマの理論と実践——教育と訓練のために　誠信書房

川幡政道　2008　ロールプレイング——即興劇による人間の探求と治療　春風社

北野祥子・古賀聡　2013　認知障害を抱える女性高齢患者への心理劇の適用　心理臨床学研究, **31**(2), 257-267.

古賀聡　2003　覚醒剤依存症女性の心理劇による関係性修復と自己理解の援助　心理劇研究, **27**(1), 7-16.

古賀聡　2005　精神科長期入院患者の社会的行動援助場面における心理劇的方法の展開と参加者の体験的現実性の検討　心理劇研究, **28**(1), 23-37.

古賀聡　2008　統合失調症者がクリエイティブに生きること——俳句の心理劇の導入から　心理劇, **13**(1), 19-24.

古賀聡　2011　心理劇によるアルコール依存症者の対人関係再構築と

将来展望への援助　心理臨床学研究，**29**(2)，129-140.
古賀聡　2011　解決志向アプローチにもとづいたアルコール依存症者への心理劇　心理臨床学研究，**29**(4)，385-396.
古賀聡・針塚進　2002　心理劇場面におけるシンナー依存症者の体験的現実性のあり方　心理劇研究，**26**(1)，40-47.
武藤安子・小原敏郎・小里国恵　2002　事例研究法としての心理劇——高齢者理解へのアプローチ　横浜国立大学大学院教育学研究科教育相談・支援総合センター紀要，**2**，9-19.
中島健一　1991　言語療法における心理学的アプローチの試み——体験を中心とした言語療法の提言　総合リハビリテーション，**19**(11)，1067-1073.
中島健一　1991　心のリフレッシュ法　蘭香代子・長野恵子・石山勝巳（編）上手に老いを生きる　北大路書房　pp. 85-101.
中島健一　1993　高齢失語症者へのサイコドラマの検討　リハビリテイション心理学研究，**20**，57-64.
中島健一　1996　新しい失語症療法Ｅ－ＣＡＴ　中央法規出版
中島健一　2001　痴呆性高齢者の動作法　中央法規出版
中島健一　2012　高齢者動作法　誠信書房
中島健一・中村考一　2005　ケアワーカーを育てる「生活支援」実践法——生活プランの考え方　中央法規出版
成瀬悟策　2000　動作療法——まったく新しい心理治療の理論と方法　誠信書房
成瀬悟策　2007　動作のこころ　誠信書房
成瀬悟策　2009　からだとこころ——身体性の臨床心理　誠信書房
成瀬悟策　2014　動作療法の展開——こころとからだの調和と活かし方　誠信書房

園村麻希・古賀聡　2006　精神科長期入院患者への心理劇における俳句を用いたイメージアップの試み　心理劇研究, **29**(1), 53-60.

高原朗子　1997　福祉現場における心理劇——高齢者・障害者・援助者への適用　北九州大学文学部紀要, **4**, 35-42.

高原朗子（編著）2007　発達障害のための心理劇——想から現に　九州大学出版会

高良聖　2011　認知症高齢者への心理劇（サイコドラマ）療法　老年精神医学雑誌, **22**(1), 45-50.

高良聖　2013　サイコドラマの技法　岩崎学術出版社

竹下可奈子・古賀聡　2005　集団場面における自己調整の援助をねらいとした学習障害児への心理劇適用　心理劇研究, **28**(1), 39-50.

谷井淳一　2013　自己成長のためのサイコドラマ入門　日本評論社

鶴光代　2007　臨床動作法への招待　金剛出版

《執筆者紹介》

中島健一（なかしま　けんいち）はじめに，第１章，第２章，第３章，第６章
　愛知学院大学心身科学部心理学科 教授

高橋眞理子（たかはし　まりこ）第４章，第６章
　医療法人清和会 新所沢清和病院 ライフ・セラピスト 主任

関根　香（せきね　かおり）第４章，第６章
　医療法人清和会 新所沢清和病院 ライフ・セラピスト 主任

具志堅由美（ぐしけん　ゆみ）第４章，第６章
　医療法人清和会 新所沢清和病院 ライフ・セラピスト

北島和代（きたじま　かずよ）第４章，第６章
　医療法人清和会 新所沢清和病院 ライフ・セラピスト

棚橋紀代美（たなはし　きよみ）第４章，第６章
　医療法人清和会 新所沢清和病院 ライフ・セラピスト

川瀬里加子（かわせ　りかこ）第４章，第５章，第６章
　医療法人清和会 新所沢清和病院 ライフ・セラピスト

鈴木順子（すずき　じゅんこ）第４章，第６章
　元 医療法人清和会 新所沢清和病院 ライフ・セラピスト

小室裕一（こむろ　ゆういち）おわりに
　医療法人清和会 新所沢清和病院 病院長
　北里大学医学部内科 非常勤講師

《編者紹介》

中島　健一（なかしま　けんいち）

九州大学大学院教育学研究科博士後期課程教育心理学専攻修了

社会福祉学博士

九州大学教育学部附属障害児臨床センター助手，日本社会事業大学社会事業研究所専任講師，厚生省老人保健福祉局老人福祉専門官，日本社会事業大学教授（2002年４月～2004年３月までは高齢者痴呆介護研究・研修東京センター副センター長も併任）を経て，

現　在　愛知学院大学心身科学部心理学科 教授

主　著　『高齢者動作法』誠信書房，2012年

『ケアワーカーを育てる「生活支援」実践法』（中村考一との共著）中央法規出版，2005年

『痴呆性高齢者の動作法』中央法規出版，2001年

『高齢者のこころのケア』（編著）小林出版，1999年

『新しい失語症療法 E－CAT』中央法規出版，1996年

新所沢清和病院 LT 室

新所沢清和病院で作られた独立した部門であり，臨床心理，社会福祉，芸術などの専門分野を学んだ７名で構成されている。患者様の入院生活を精神面から支え，既存の他の病院スタッフが関われない隙間を埋めるべく活動をしている。個々の患者様のご希望に沿いながら生活の質を高め充実した入院生活を送ることができるよう取り組んでいる。

詳細は本書の「おわりに」を参照のこと。

認知症高齢者の心理劇「感ドラマ」
——動作理論にもとづく支援——

2015年8月10日　初版第1刷発行　〈検印省略〉

定価はカバーに
表示しています

編　者　中島健一
新所沢清和病院LT室
発行者　杉田啓三
印刷者　中村勝弘

発行所　株式会社　ミネルヴァ書房
607-8494 京都市山科区日ノ岡堤谷町1
電話代表 (075)581-5191番
振替口座 01020-0-8076番

中村印刷・藤沢製本

ISBN978-4-623-07404-4

Printed in Japan